TRATAMIENTO NATURAL DE LA DIABETES
DESCUBRA LOS MEJORES REMEDIOS NATURALES

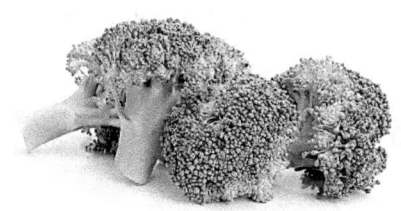

PARA CURAR LA DIABETES
Y EL MEJOR MENU NATURAL PARA DIABETICOS

Tabla de Contenidos

DESCUBRA QUE ES LA DIABETES Y SUS SINTOMAS

¿Cómo saber si tiene diabetes? Muchos de los primeros síntomas de la diabetes tienen que ver con niveles de glucosa por encima de lo normal o como se diría popularmente con niveles altos de azúcar en la sangre. Sin embargo, a veces las señales de alarma para detectar el riesgo de diabetes pueden ser poco detectables ya que apenas podemos darnos cuenta de estos síntomas en un comienzo.

Este aspecto es especialmente preocupante con la diabetes de tipo 2 en donde muchas personas se dan cuenta que la tienen hasta cuando se presentan problemas de salud causados por esta enfermedad. Generalmente con la diabetes de tipo 1 los síntomas se presentan de forma rápida en tan solo cuestión de días o semanas y suelen ser síntomas más severos y notorios que con la diabetes de tipo 2.

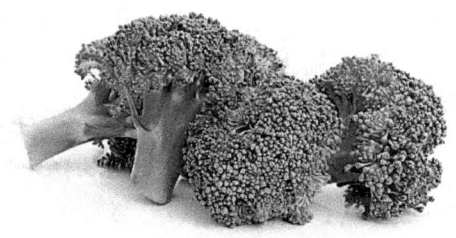

Quiero darle las gracias por considerar este libro para su salud, como muestra de mi aprecio,

Obtenga ahora **Completamente Gratis** este **<u>REPORTE ESPECIAL</u>** con

Los Mejores Suplementos y Vitaminas Para La Diabetes

y Para Controlar el Azúcar en la Sangre, visitando esta página:

http://tinyurl.com/suplementos-diabetes

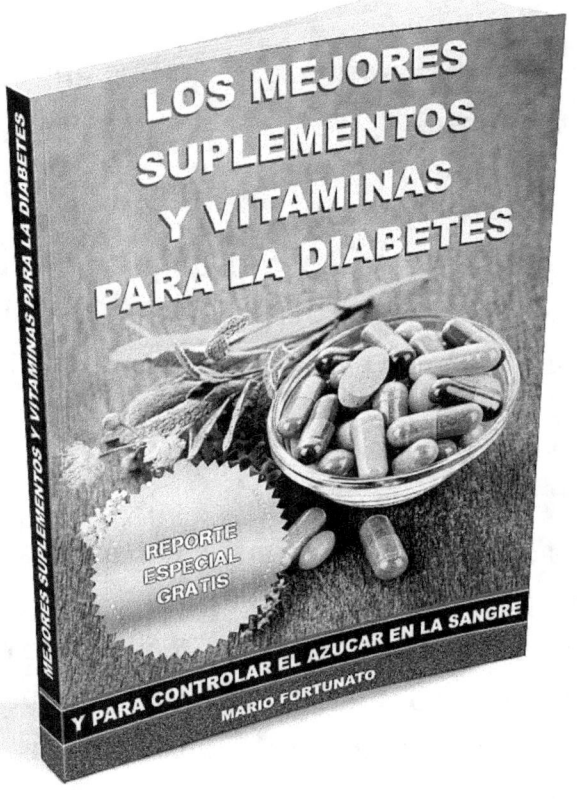

Los síntomas más comunes de ambos tipos de diabetes son los siguientes:

Fatiga crónica y sensación constante de hambre. Cuando come y se alimenta su cuerpo convierte el alimento que ingresa a su sistema en glucosa que sus células usan en forma de energía.

Nuestras células necesitan insulina para absorber la glucosa y para controlar los niveles de azúcar en la sangre. Si nuestro sistema no produce suficiente de esta hormona llamada insulina o simplemente no la produce del todo, o si nuestro cuerpo rechaza la insulina que produce, entonces las células no pueden recibir esta insulina y nos sentimos cansados y sin energía. El efecto que esto puede causar es que nos sintamos más fatigados y con más hambre de lo normal.

Orinar con más frecuencia y sentirse sediento constantemente es otro de los síntomas de la diabetes. En condiciones normales una persona debe ir al baño a orinar entre unas cuatro a siete veces al día, sin embargo, la gente con problemas de diabetes va con mucha más frecuencia al baño.

Existe una razón para que estas entradas más frecuentes al baño se presenten y esto tiene que ver con la habilidad de nuestro cuerpo de absorber la glucosa que pasa por los riñones. Cuando la diabetes incrementa los niveles de azúcar en la sangre su cuerpo puede no estar absorbiendo bien la glucosa de los alimentos y es entonces cuando se presenta la orina más frecuente para tratar de evacuar el exceso de glucosa.

Se empiezan a presentar síntomas como idas más recuentes al baño y por ende también se presenta la sensación constante de sed ya que el cuerpo está perdiendo fluidos más rápido de lo normal. Al mismo tiempo cuando bebemos más líquidos también orinamos con mayor frecuencia. El dolor abdominal es también una de las señales que presenta una persona con diabetes.

Boca seca, la piel reseca y la rasquiña en la piel es otro de los síntomas de esta condición. La piel tiende a perder su hidratación como efecto de la perdida de fluidos por causa de las idas más frecuentes al baño a orinar. Una persona con síntomas de diabetes puede sentirse con la boca reseca también debido a la deshidratación causada por la pérdida anormal de líquidos. La piel reseca puede causar la sensación de piquiña o rasquiña.

Otro síntoma que se puede presentar es el de visión borrosa. Puede haber hinchazón en los ojos debido al cambio en el balance de fluidos en el cuerpo y a la perdida de hidratación como consecuencia de orina más frecuente. Esta condición hace que se pierda la capacidad de enfoque y esto resulta en una visión borrosa.

También se puede presentar como síntoma heridas que no sanan y una sensación de hormigueo en los dedos de las manos o de los pies, especialmente con la diabetes tipo 2.

Existen otros síntomas que se presentan cuando la glucosa en el cuerpo ha estado por encima de los niveles aceptables por un largo tiempo. Los niveles óptimos de glucosa van desde 70 a 100 mg/dl en ayunas (sin haber consumido ningún alimento) y menos de 140 mg/dl dos horas después de comer.

Otros síntomas que se presentan con diabetes tipo 2 son:

Infección de los genitales por hongos tanto en el hombre como en la mujer. Este tipo de infección de hongos se alimenta de glucosa por lo que un aumento de esta hará que prospere esta clase de infección.

Este tipo de infección se puede presentar en varias partes del cuerpo como por ejemplo alrededor de los órganos sexuales, entre los dedos de pies y manos y debajo del busto en la mujer. Se presentan allí en estas zonas del cuerpo debido a que las condiciones de calor y humedad hacen que entre los pliegues de la piel prosperen este tipo de infecciones.

Otro síntoma como lo señalé antes es la sanación lenta de heridas y cortadas en el cuerpo. Cuando se presenta la diabetes tipo 2 se elevan los niveles de azúcar en la sangre y esto puede afectar el flujo de esta en el cuerpo causando también daño en los nervios, esto hace que sea más difícil sanar las heridas.

Otro síntoma es el de dolor o entumecimiento en las piernas y en los pies. Este dolor es también causado por el daño en los nervios debido a la mala circulación causada por los altos niveles de azúcar en la sangre.

Otros síntomas de la diabetes tipo 1 son:

Sensación de nausea y vomito: esto se debe a la falta de control en los niveles de azúcar en la sangre y desbalances en la presión arterial. También se puede presentar confusión. Cuando su cuerpo necesita quemar grasa para conseguir energía entonces se producen cetonas (las cetonas se producen debido a que las células no pueden utilizar la glucosa como combustible ya que carecen de suficiente **insulina** – la hormona que utiliza el cuerpo para procesar la glucosa o el azúcar con el fin de obtener energía).

A medida que las grasas se descomponen, las cetonas pueden aumentar a niveles peligrosos en la sangre y en la orina y pueden causar una condición llamada cetoacidosis-diabética.

Esta es una complicación de la diabetes que se presenta cuando el cuerpo no puede usar la glucosa como fuente de energía ya que no está produciendo suficiente insulina. Cuando esto sucede el cuerpo utiliza la grasa como energía y los subproductos del metabolismo de las grasas, llamados cetonas, se acumulan en el organismo. En niveles muy altos las cetonas pueden ser tóxicas para el cuerpo.

Los niveles alterados de glucosa indican que hay un problema con el metabolismo del azúcar en la sangre. Si en ayunas el nivel de glucosa está por encima de 126 mg/dl se considera diabetes. También se considera diabetes si dos horas después de comer los niveles de glucosa están en más de 200 mg/dl.

Es posible monitorear los niveles de glucosa en la sangre con un kit personal medidor de glucosa (http://tinyurl.com/kit-glucosa) Sin embrago, la mejor forma de asegurarnos cuales son nuestros niveles de glucosa es programando un chequeo médico donde se tomen muestras de sangre.

El siguiente es el ciclo de la glucosa en nuestro sistema:

Para una persona que no tiene diabetes:

1. La glucosa ingresa al torrente sanguíneo una vez la persona se alimenta
2. Se incrementan los niveles de glucosa.
3. El páncreas produce insulina.
4. La insulina facilita que las células del cuerpo se beneficien con la entrada de glucosa.

5. Las células metabolizan o "queman" glucosa para producir energía.
6. Luego disminuyen los niveles de glucosa.

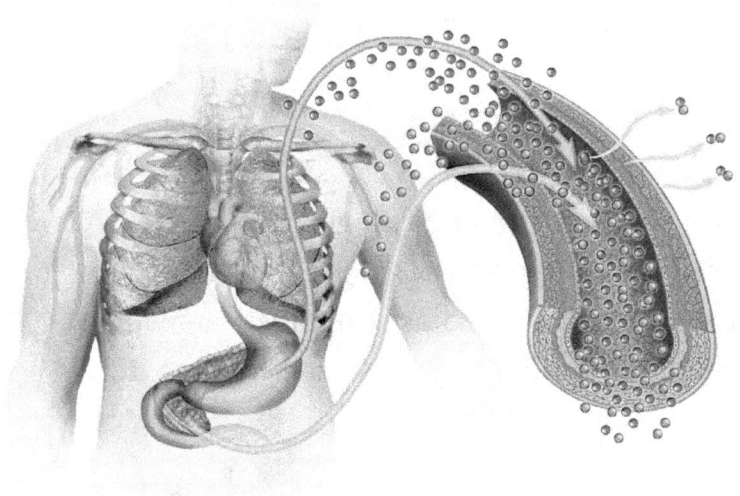

Para una persona con diabetes:

1. La glucosa entra al torrente sanguíneo después de recibir alimento.
2. Aumentan los niveles de glucosa.
3. Con diabetes tipo 1: El páncreas no puede producir insulina.
   Con diabetes tipo 2: el páncreas no puede producir suficiente insulina y/o las células son resistentes a la insulina.

4. Las células quedan desprovistas de insulina o simplemente no reciben la suficiente energía.
5. Se presenta el síntoma de falta de energía y de fatiga crónica.
6. Los niveles de glucosa no se reducen ya que las células no pueden absorber o "quemar" esta insulina.
7. Aumentan los niveles de glucosa en la sangre.

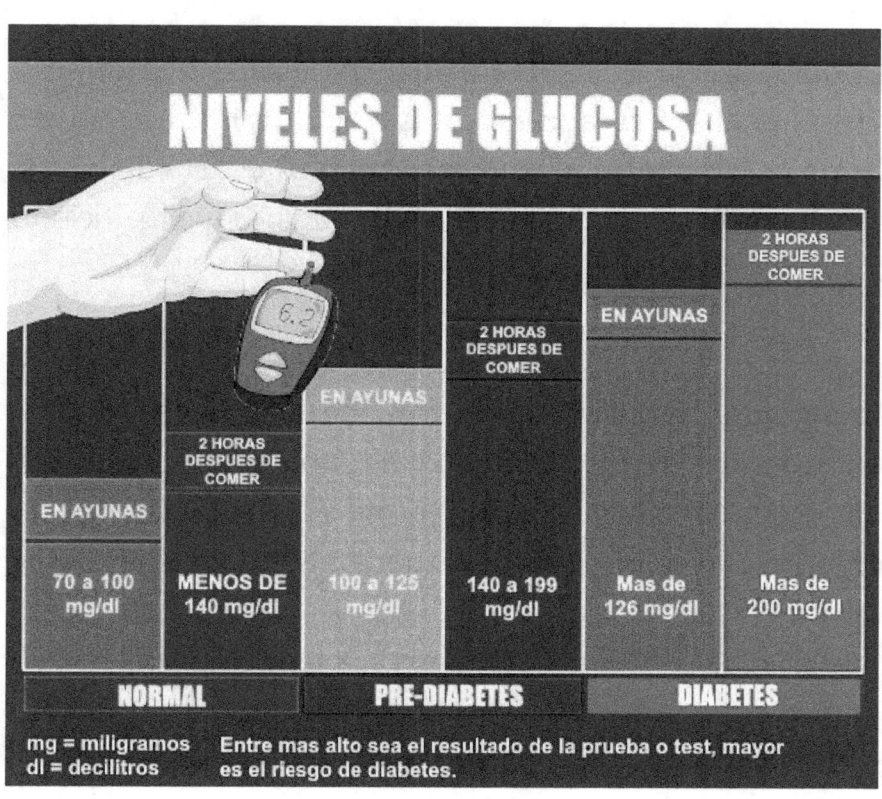

En si la diabetes es un grupo de **desbalances metabólicos** en los que se presentan altos niveles de azúcar en la sangre por periodos prolongados. La diabetes puede ser causada por la incapacidad del páncreas de producir suficiente insulina o debido a que las células del cuerpo no asimilan adecuadamente la insulina producida por el páncreas.

Existen tres tipos de diabetes:

La diabetes tipo 1, este tipo de diabetes por lo general se presenta en niños, adolescentes o adultos jóvenes (solía llamársele diabetes juvenil por esta razón). Esta diabetes resulta de la incapacidad del cuerpo de producir suficiente insulina.

La diabetes tipo 2, este tipo de diabetes empieza con la resistencia a la insulina y las células no tienen la habilidad de responder a la insulina de forma adecuada. Cuando la enfermedad va progresando puede también haber una falta de insulina en el cuerpo. La causa principal de este tipo de diabetes es el sobrepeso y la falta de ejercicio y los grupos de mayor riesgo en adquirir este tipo de diabetes son las personas mayores de 45 años y quienes tengan familiares cercanos que la sufren.

La diabetes gestacional, este tipo de diabetes se desarrolla en las mujeres en la última etapa del embarazo y puede desaparecer después del embarazo. Sin embargo, el riesgo de contraerla en el futuro es mayor para las mujeres en quienes se ha presentado este tipo de diabetes, así como sus bebes. Esta clase de diabetes por lo general se presenta en mujeres con sobre peso y obesas o que tienen antecedentes familiares.

El Tratamiento Natural de La Diabetes Vs El Tratamiento Tradicional Farmacéutico de La Diabetes

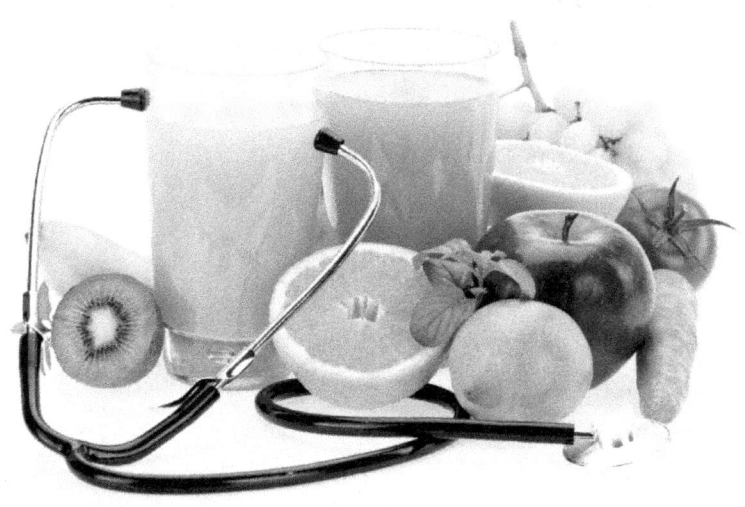

Desafortunadamente y como suele suceder con otro tipo de enfermedades, la tendencia que existe es en confiar siempre en las soluciones radicales de la medicina tradicional y en los tratamientos farmacéuticos para solucionar nuestros problemas de salud.

Siempre he sido un enemigo de esta aproximación tradicional que pretende "curar" como por arte de magia y por medio de formulaciones químicas farmacéuticas todas nuestras dolencias.

El mayor problema de los tratamientos farmacéuticos en relación a la diabetes es que estos no impactan la progresión de la enfermedad, es más en algunos casos provocan una aceleración en el progreso de esta dolencia incrementando la mortandad por causa de diabetes tipo 2.

El tratamiento por medio de fármacos parece ser el único camino que propone la medicina tradicional como solución a la diabetes sin tener en cuenta que en prácticamente todos los casos la diabetes tipo 2 es causada por el estilo de vida y por la nutrición.

El problema es que la industria de la diabetes mueve millones de dólares al año y se ha convertido en un negocio en donde no se quiere revelar que **con una nutrición adecuada y un estilo de vida saludable se puede revertir este mal**. Las compañías farmacéuticas gastan millones y millones cada año para influir a la medicina tradicional para que recete los medicamentos que ellos fabrican.

De hecho, de acuerdo a estudios
(http://tinyurl.com/estudios-diabetes1) realizados en los
Estados Unidos un gran porcentaje de los casos de
diabetes tipo 2 tiene que ver con una nutrición pobre
carente de suficientes nutrientes, frutas y vegetales
frescos, problemas de sobrepeso y además de una falta
casi total de actividad física.

En contraste se ha podido demostrar que personas con
pre-diabetes que practican al menos unos 150 minutos de
actividad física por semana (practicando tan solo
ejercicios de bajo impacto como caminar) logran reducir
hasta en un 58% el riesgo de desarrollar diabetes.

En este estudio (http://tinyurl.com/estudios-diabetes2)
realizado por "The Diabetes Prevention Program" en los
Estados Unidos también se comparan los efectos de la
droga metmorfina (droga para reducir los niveles de
azúcar en la sangre) con los efectos del ejercicio físico
demostrando una mayor efectividad de la actividad física
en comparación con el consumo de fármacos.

**Una aproximación más natural al problema de la
diabetes**

Muchas veces la nutrición adecuada puede ser la solución para revertir la diabetes de forma natural sin tener que recurrir a los fármacos formulados por la medicina tradicional.

Una dieta que excluya los carbohidratos refinados tiene un efecto reductor en los niveles de glucosa en la sangre además de ser una dieta que previene niveles altos de colesterol y reduce los riesgos de enfermedades cardiovasculares y la hipertensión.

El tratamiento natural de la diabetes tiene que ver con tratar de alcanzar niveles ideales de glucosa en la sangre enfocándonos en una dieta con **nutrientes óptimos y con alternativas naturales**, controlando los picos de glucosa en la sangre después de las comidas, mejorando la función de la insulina y previniendo el estrés oxidativo y nutricional. De lo que se trata es de **balancear nuestro sistema interno para mejorar nuestra salud** y no en "calmar los síntomas" que es la aproximación de la medicina tradicional que de inmediato formula fármacos para tratar la diabetes y para tratar cualquier otro tipo de desbalance metabólico.

El medicamento a base de fármacos de fabricación química e industrial no es la respuesta ni la solución a la diabetes, la respuesta radica en una buena nutrición que incluya muchísima fibra proveniente en su mayoría de los vegetales y en la adopción de las **alternativas naturales** que se presentan en este libro.

Una de las bases más importantes de la nutrición para revertir la diabetes tiene que ver con una **dieta rica en fibra**. Cuando los alimentos con alto contenido de fibra ingresan a nuestro sistema, este hidrato de carbono no digerible disminuye la digestión y absorción de los hidratos de carbono y esto ayuda a mejorar el control de la glucosa en la sangre de forma natural.

La fibra es un carbohidrato que nuestro cuerpo no puede digerir y por ende su consumo nos puede ayudar no solo para <u>controlar los niveles de colesterol alto</u> (http://amzn.to/1NyXHdO) sino también para reducir los picos o el aumento de los niveles de azúcar en la sangre después de las comidas.

Podemos ingerir dos tipos de fibra, la fibra insoluble y la fibra soluble.

La fibra insoluble nos ayuda a absorber agua y proporciona volumen dentro de sistema digestivo lo que hace que las heces pasen más rápido a través del intestino y nos da también la sensación de llenura. Las personas con diabetes tienen un mayor riesgo de tener complicaciones cardiovasculares y el consumo de fibra es también excelente para controlar los niveles de colesterol y la presión arterial.

La fibra soluble se encuentra en alimentos como el salvado de trigo, en las lentejas que están cargadas de fibra y también proteína vegetal. Casi un 40% del total de carbohidratos de las lentejas es fibra insoluble que **nos ayuda a controlar los niveles de azúcar en la sangre de forma natural**.

Otros alimentos con alto porcentaje de fibra insoluble son los granos como el frijol, las habas o las judías. Tan solo una taza de frijoles rojos cocidos puede contener hasta 13 gramos de fibra y una taza de frijoles negros hasta 15 gramos, el frijol blanco contiene hasta 18 gramos de fibra por taza.

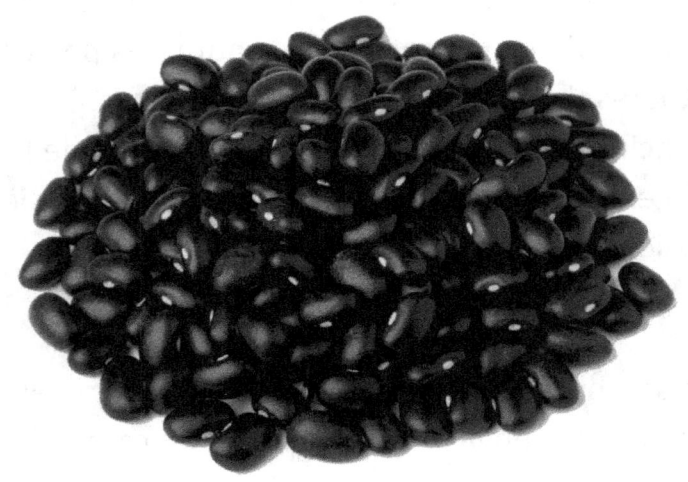

Una taza de frijol contiene aproximadamente unos 16 gramos de proteína, es decir la misma cantidad de proteína que dos onzas de carne roja o de pollo. El frijol es un excelente alimento para reemplazar las proteínas animales por proteínas vegetales.

Otro beneficio adicional del consumo de este tipo de alimento natural para diabéticos es que contiene un almidón (también las lentejas) que es resistente a la digestión y por lo tanto no entra en el flujo sanguíneo y **no afecta los niveles de azúcar en la sangre**. Los frijoles **al estar cargados de fibra ayudan a volver lenta la descomposición de los carbohidratos en azúcares en el torrente sanguíneo**, es decir su consumo nos ayuda a regular los niveles de azúcar en la sangre de forma natural y también nos ayuda a quemar grasa corporal más rápido.

La fibra (especialmente la fibra soluble), evita que la glucosa de otros alimentos y bebidas se digiera en su cuerpo tan rápidamente, esto impide que aumenten los niveles de azúcar e insulina en la sangre. El frijol es entonces **un alimento ideal para el control glicémico** para personas con diabetes. Los frijoles tienen un índice glicémico bajo, el índice glicémico es una escala numérica que clasifica a una bebida o alimento de acuerdo a cuanto puede afectar los niveles de azúcar en el cuerpo.

El almidón de los frijoles promueve también las buenas bacterias en el intestino, cuando las bacterias consumen este tipo de almidón resistente de los frijoles se forman ácidos grasos. Estos ácidos grasos son benéficos y promueven un mejor uso de la insulina y una mejor salud del colon.

Otro alimento cargado con fibra soluble es **la alcachofa.** Este es un alimento que contiene más de 10 gramos de fibra en una alcachofa de tamaño mediano y es una **excelente fuente de vitamina C, magnesio y potasio** que nos ayudan a regular la presión sanguínea de forma natural. Una forma simple y muy sabrosa de consumir este formidable alimento cargado de fibra soluble para revertir la diabetes es preparándolo al vapor por unos 25 minutos con agua hirviendo. Se dejan enfriar las hojas de la alcachofa y luego se pueden mojar en aceite de oliva extra-virgen para comerlas y obtener todos sus beneficios saludables.

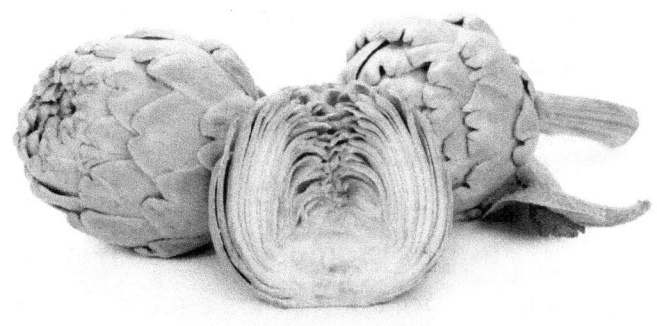

Los aguacates son otro alimento que entra en la lista de las comidas súper saludables con fibra soluble para revertir la diabetes de forma natural. Los aguacates son una excelente fuente de ácidos grasos omega-3 (3.5 gramos de grasas mono y poliinsaturadas) y una excelente fuente de fibra, una taza de aguacate contiene más de 15 gramos de fibra. En un estudio (http://tinyurl.com/estudio-diabetes3) realizado en México se señalan los efectos benéficos del aguacate en el metabolismo de la glucosa en pacientes con diabetes tipo 2. Este estudio señala que las personas que consumen este alimento logran reducir la glucosa en ayuno y la resistencia a la insulina.

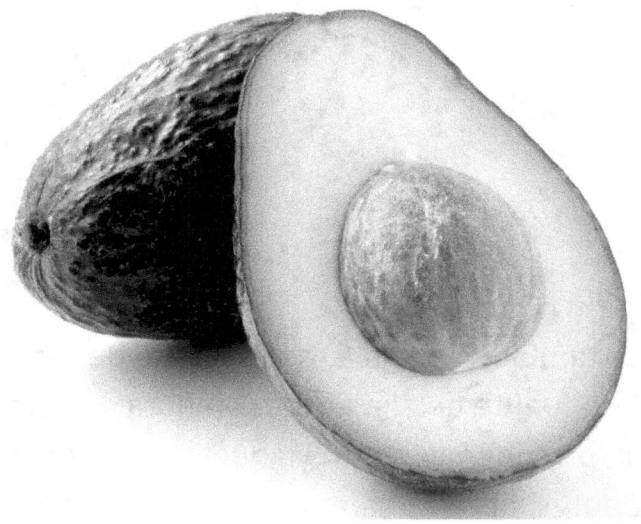

Los guisantes o chicharros son otra buena fuente de alimento con alto contenido de fibra soluble. Una taza de guisantes contiene hasta 7 gramos de fibra.

El brócoli es un alimento crucífero rico en vitamina C y vitamina K y está cargado de fibra además de folate y potasio. Una de las mejores formas de consumir este súper vegetal es en recetas de ensaladas, hecho al vapor o como ingrediente de saludables **batidos verdes para la diabetes**.

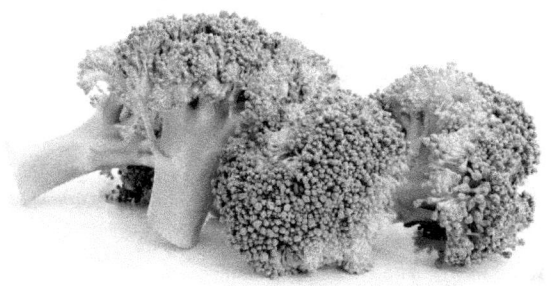

Las bayas también entran a formar parte de esta maravillosa fuente de alimentos con fibra soluble. Las bayas son un súper alimento ya que están cargadas de anti-oxidantes, fibra y vitaminas y tienen un índice glicémico bajo lo que las convierte en una de las mejores frutas para diabéticos. Las bayas como las fresas y las moras, así como las frambuesas deben formar parte de un menú saludable contra la diabetes.

Las peras son otra excelente fruta para incluir en nuestros menús anti-diabéticos. Una pera contiene 7 gramos de fibra, potasio y vitamina C. Esta deliciosa fruta con alto contenido de fibra se puede utilizar como ingrediente en recetas de ensaladas súper saludables o simplemente comerla sola como refrigerio durante el día.

Incluya la cebada y la avena en su dieta para revertir la diabetes. Estos granos son una excelente fuente de fibra y la cebada puede ser un muy buen sustituto del arroz o la pasta (las pastas integrales si pueden formar parte de una dieta saludable para diabéticos, eliminar las pastas refinadas). Tanto la cebada como la avena contienen **beta-glucanos** que mejoran la acción de la insulina y reducen los niveles de azúcar en la sangre de forma natural. Estos alimentos también son ideales en una dieta para reducir el colesterol naturalmente y sin medicamentos.

Alimentos con Fibra Para Diabéticos

ALIMENTO Y MEDIDA	CARBOHIDRATOS (en gramos)	FIBRA (en gramos)
½ ALCACHOFA	14.3	10.3
1 TAZA DE MORAS	15	8
½ AGUACATE	17.1	11
1 TAZA DE FRAMBUESAS	15	8
½ MANZANA	23	4
½ PERA	20	4.5
1 TAZA DE BROCOLI	9	6
½ TAZA DE FRIJOLES NEGROS	22	7.3
½ TAZA DE LENTEJAS	9.9	7.9
1 TAZA DE AVENA	27	4

½ TAZA DE CEBADA	22	3
1 TAZA DE CLABAZA	12	2.9
1 TAZA DE ESPINACA	3.5	2.5
½ DURAZNO	12	1.8
½ REBANADA DE BERENJENA	8	2.3
½ TAZA DE CALABAZA DE VERANO	4	1.9
½ TAZA DE POMELOS O TORONJA	10	1.5
1/5 DE PAQUETE DE TOFU	3	1.5
4 TALLOS DE ESPARRAGOS	2.5	1.2
½ TAZA DE COLIFLOR	2.7	1.3
½ TAZA DE REPOLLO	10	1.5
1 TAZA DE ARUGULA	2.9	1

¿Qué Tipo de Fibra es Mejor Consumir Para el Control de La Diabetes?

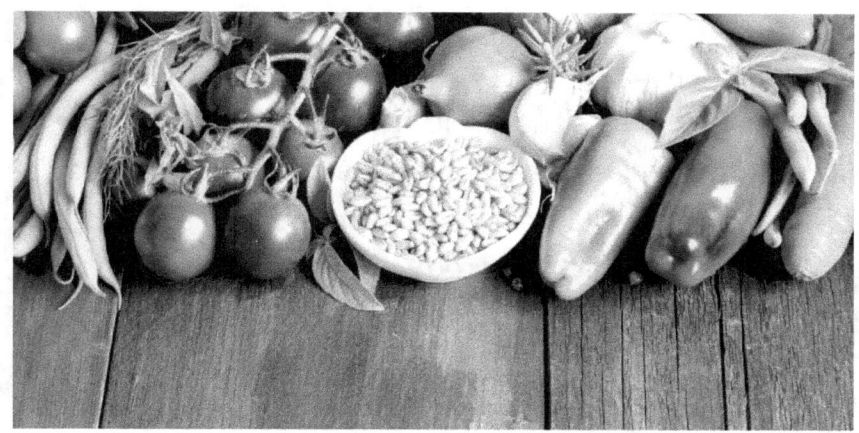

El mejor tipo de fibra que podemos ingerir para revertir la diabetes es la fibra que proviene de los vegetales. Aunque la fibra proveniente de los granos y cereales puede reducir el riesgo de diabetes no es aconsejable basar nuestro menú natural para diabéticos en estos.

Los cereales y algunos granos no deben ser la fuente principal de fibra en nuestra dieta para revertir la diabetes ya que la pasta, los cereales, algunos granos y los panes de granos entero contienen carbohidratos, azúcar y almidón además de fibra.

La fibra por sí misma no aumenta los niveles de azúcar en la sangre ya que no es digerida por el cuerpo, los granos por el contrario si pueden aumentar los niveles de insulina y leptina en el cuerpo. Al aumentar estos niveles nos volvemos más propensos a la diabetes tipo 2, la porción de los carbohidratos que no es fibra en estos alimentos se metaboliza rápidamente en nuestro sistema y se transforma en azúcar. No tiene sentido entonces ingerir grandes cantidades de cereales, pasta o panes de grano entero que luego se transformarán en azúcar si lo que estamos buscando es reducir el riesgo de la diabetes.

No quiere decir esto que se deban eliminar por completo los granos enteros, la pasta de grano entero, el arroz integral o la avena, por el contrario, lo que **debemos es tener un balance en donde prime el consumo de fibra procedente de los vegetales**.

Debemos limitar por completo los carbohidratos altamente refinados como el pan blanco, la pasta que no es de grano entero o integral y el arroz blanco. Los carbohidratos de grano entero por el contrario son buena fuente de fibra y se digieren lentamente y también nos ayudan a controlar los niveles de azúcar en la sangre.

Tenga cuidado al elegir el tipo de pan que compra y **asegúrese que la etiqueta diga: 100% de grano entero o pan 100% integral**, existen un sinnúmero de empaques para el pan que pretenden maquillar con una etiqueta que dice por ejemplo "pan multigrano" un pan blanco que no debe formar parte de nuestro menú anti-diabetes.

Sin embargo, incluir una buena cantidad de fibra en nuestro menú anti-diabetes hará que mejore la salud de nuestro corazón, así como un mantenimiento bajo control de los niveles de azúcar en nuestro sistema. El problema es que mucha gente no incluye la suficiente cantidad de fibra en su dieta y esto los hace propensos a desarrollar la diabetes tipo 2.

El consumo adecuado de fibra nos ayuda a mantener a raya la diabetes ya que la fibra nos ayuda a controlar el aumento de azúcar en la sangre después de haber ingerido una comida. La fibra es también un componente esencial en una dieta saludable para controlar los niveles de colesterol de forma natural.

¿Pero cuanta fibra es aconsejable consumir al día? Lo mejor es consumir por lo menos unos 30 gramos de fibra al día, aunque el ideal es aumentar el consumo de fibra de unos 40 a 50 gramos por día si queremos verdaderamente controlar los niveles de azúcar de forma natural.

Incluya gran **variedad de vegetales** en su nueva dieta para revertir y controlar la diabetes. Las alcachofas, los espárragos y el brócoli son excelentes alimentos para incluir en el menú anti-diabetes.

Incluya los frijoles, estos son una maravillosa fuente de fibra soluble y contienen entre 6 a 10 gramos de fibra por cada taza dependiendo del tipo de frijol, ya sea frijol negro, rojo o blanco. No olvide beber gran cantidad de agua pura durante el día, un buen consumo de agua es esencial para el buen aprovechamiento de la fibra en nuestra dieta anti-diabetes.

Consumir una dieta alta en fibra no solo mejora el control del azúcar en la sangre, también regula los niveles de insulina y reduce la concentración de lípidos o grasas en personas con diabetes tipo 2. La fibra soluble como la que se encuentra en los frijoles o en los arándanos, los pepinos y las nueces es especialmente benéfica para la diabetes tipo 2 ya que esta fibra se convierte en una especie de gel dentro del tracto digestivo haciendo más lenta la digestión.

Al ser la digestión más lenta nos sentimos más llenos por más tiempo y esto también nos ayuda a tener un **control de peso más saludable**. El consumo de fibra puede también ayudar al control del azúcar en la sangre gracias a que regula la descomposición de los carbohidratos en nuestro sistema.

Por su parte, la fibra insoluble que se encuentra en alimentos como las zanahorias, el apio, los vegetales de hoja verde y en las judías verdes o ejotes, no se disuelve y promueve **una mejor digestión eliminando más toxinas del cuerpo**. Las toxinas que entran al cuerpo nos pueden hacer aumentar de peso y pueden causar diabetes.

 El exceso de tóxicos en nuestro organismo puede desestabilizar nuestro metabolismo y desestabiliza la habilidad de nuestro sistema para balancear el azúcar en la sangre y para metabolizar el colesterol. Es aconsejable desintoxicar el cuerpo periódicamente por medio de un ayuno basado en el consumo de <u>jugos verdes naturales</u> (http://tinyurl.com/jugos-verdes-naturales) que nos ayuden a restaurar las funciones naturales de nuestro cuerpo sin tener que recurrir a los fármacos.

Las frutas y los vegetales contienen ambos tipos de fibra soluble e insoluble, incluir estos alimentos en nuestra dieta es primordial para superar la diabetes, lo que debemos tener en cuenta es que la mayor proporción de fibra que ingerimos debe provenir de los vegetales y no de los granos, debemos enfocarnos en consumir más vegetales, semillas y nueces.

Las cebollas, la alcachofa y el ajo son excelentes alimentos que también se deben incluir en los menús anti-diabetes, **contienen inulina**, la inulina es un extracto natural y forma parte de los alimentos con fibra soluble con excelentes beneficios para la salud como:

- Equilibrar los niveles de insulina en la sangre para controlar la diabetes.

- Ayuda a regular y a reducir los niveles de colesterol de forma natural.

- Promueve una mejor salud intestinal estimulando el crecimiento de la flora del intestino, tiene un efecto probiótico, es decir estimula la flora intestinal "buena" como el bifidus (el bifidus es parte importante de la salud intestinal, su principal función es encargarse del buen funcionamiento del intestino). Los bifidus se pueden encontrar principalmente en alimentos de origen lácteo como el yogurt. Tomar un yogurt natural bajo en grasa sin azúcar diariamente puede reducir el riesgo de desarrollar diabetes tipo 2 hasta en un 18%, esto de acuerdo a un estudio (http://tinyurl.com/estudio-harvard) realizado por investigadores de la Escuela de Salud Pública de Harvard en los Estados Unidos.

- Mejora la absorción de nutrientes como el fósforo, el calcio y el magnesio.

- Evita la acumulación de triglicéridos en el hígado y reduce el riesgo de aterosclerosis.

- Reduce el riesgo de cáncer intestinal (cebollas y ajo – ingredientes esenciales de la dieta anti-cáncer (http://tinyurl.com/libro-dieta-anticancer).

- Ayuda a mantener un sistema digestivo en buen funcionamiento y con buena salud.

Las cebollas, el ajo y la cáscara de **semilla de psyllium** (ayuda a **limpiar el colon naturalmente**) son también probióticos que ayudan a alimentar las "buenas" bacterias en nuestro intestino. Esto ayuda con una mejor absorción de los alimentos y con una mejor digestión y mejora nuestro sistema inmune.

Mejores Consejos Para el Tratamiento Natural de La Diabetes

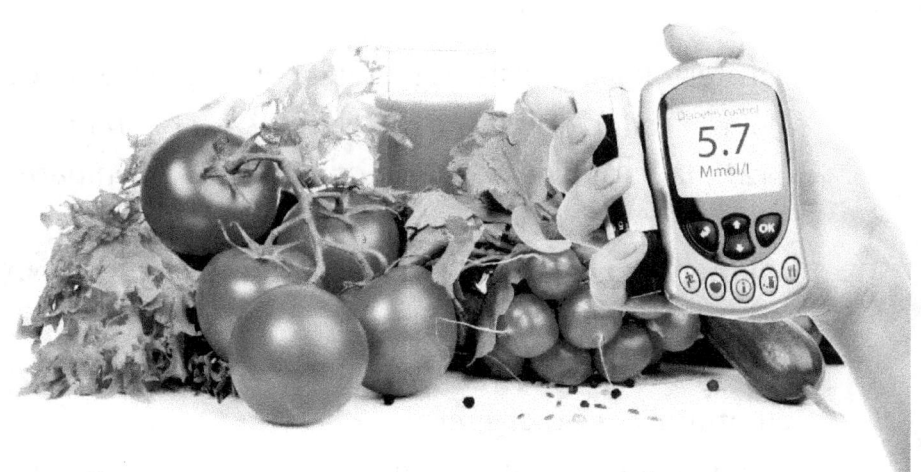

La diabetes tipo 2 es reversible y prevenible sin el uso de drogas si se adoptan los hábitos correctos y la nutrición correcta. Estos hábitos tienen que ver con hacer ejercicio frecuentemente, dormir bien y una buena nutrición que incluya **menús anti-diabetes** como los que se describen en este libro.

Estas son algunas de las pautas a seguir para revertir y prevenir la diabetes tipo 2:

- Elimine de su alimentación las comidas altamente procesadas y con alta manipulación industrial y elimine por completo el azúcar. Elimine el consumo de alimentos procesados a base de harina ya que estos se transforman en azúcar. La harina blanca refinada solo incluye el almidón del trigo y esta desprovista de muchos de los nutrientes que se encuentran en la harina de trigo 100% integral.

Preferir los granos enteros que contienen fibra que logran reducir el riesgo de diabetes hasta en un 42%, la harina de avena es una buena opción para incluir en los menús anti-diabetes. **Prefiera los alimentos orgánicos y los ingredientes frescos**. No utilice endulzantes artificiales como sustituto del azúcar, estos endulzantes causan desordenes metabólicos en el cuerpo.
Elimine los alimentos con grasas transgénicas pues estos aumentan el riesgo de diabetes ya que interfieren con los receptores de insulina del cuerpo.

- Incluya el pescado en su dieta. Una cantidad moderada de proteína de alta calidad debe ser parte de un menú anti-diabetes. Este tipo de proteína magra se puede encontrar en el pescado fresco como el bagre, el salmón, la tilapia y el bacalao. Las legumbres y nueces también pueden aportar proteína a su dieta, así como lácteos y huevos orgánicos. Evite los lácteos altamente procesados y de alta manipulación industrial, prefiera orgánico.

- Mejore los niveles de vitamina D en su sistema exponiéndose al sol en horas de la tarde o en la mañana o cuando este es menos fuerte y tan solo por periodos cortos de tiempo (la vitamina D se produce de forma natural cuando nos exponemos al sol). Puede también mejorar los niveles de **vitamina D** con **suplementos naturales** (http://tinyurl.com/suplementos-vitaminaD) Alimentos ricos en vitamina D son el pescado como el bagre o el salmón y el atún. La deficiencia de vitamina D promueve la diabetes.

- No olvide mantener una rutina saludable de sueño cada día. Dormir bien es esencial para mantener una buena salud. la carencia de sueño adecuado eleva los niveles de estrés y esto eleva los niveles de azúcar en la sangre lo que promueve una resistencia a la insulina y a la leptina (la leptina es la hormona que controla el metabolismo de la grasa y regula el hambre). La leptina también le envía la señal al cerebro de cuando comer y cuanto comer y también le indica que hacer con la energía disponible.

La insulina y la leptina trabajan en conjunto ya que cuando suben los niveles de azúcar en la sangre se libera insulina y esto envía energía adicional a nuestro sistema que la almacena en forma de grasa y la leptina se produce en estas células de grasa. Entre mayor es la cantidad de grasa entonces mayor es la cantidad de leptina y esto causa ataques de hambre permanente, al comer en exceso se produce obesidad y el cuerpo es incapaz de eliminar la grasa adecuadamente.

La leptina juega un papel importante en el control de la glucosa en la sangre al igual que la insulina, esta hormona tiene la capacidad de disminuir la glucosa en la sangre cuando se restablecen las señales optimas de hambre y saciedad al cerebro. El exceso de consumo de carbohidratos altamente procesados causa un desbalance en el cuerpo de esta hormona.

La falta de ejercicio y una flora intestinal no saludable promueven también una resistencia a la insulina y a la leptina. Podemos reestablecer las señales saludables de la leptina al cerebro con una nutrición saludable como la que se describe en este libro.

- Otro consejo para el tratamiento natural de la diabetes es mejorar la salud intestinal. Nuestro intestino es un ecosistema vivo y lleno de bacterias buenas y malas. Lo ideal es fortalecer la salud del intestino con la ingesta de alimentos con probióticos como el yogurt natural sin azúcar o queso orgánico o también con suplementos naturales con probióticos (http://tinyurl.com/suplementos-probioticos1). Fortalecer la salud de nuestro intestino también mejora nuestro sistema inmune y estimula el buen funcionamiento de todo nuestro cuerpo.

- Procure mantener un peso saludable. La acumulación poco saludable de grasa corporal puede afectar la sensibilidad a la insulina y a la leptina. La obesidad tiene un vínculo directo con la diabetes y la epidemia mundial de la diabetes tiene que ver con el sobrepeso. El problema es que la "alimentación conveniente" o de las "comidas rápidas" de nuestras sociedades rápidas e industrializadas ha hecho que llevemos un estilo de vida más sedentario y una alimentación carente de verdaderos nutrientes. Esto sumado a altas dosis de estrés diario hace que prolifere la diabetes a niveles alarmantes.

- Mejorar los niveles de magnesio en el cuerpo. El consumo deficiente de magnesio genera bajos niveles de este mineral en nuestro sistema lo que eleva los niveles de insulina y de glucosa en la sangre. La mejor forma de asegurarnos una buena fuente de magnesio es por medio de la ingesta de alimentos orgánicos como los vegetales de hoja verde oscura.

Eliminar toxinas y depurar el organismo también nos puede ayudar a prevenir y a revertir la diabetes, especialmente si adoptamos un ayuno líquido a base de batidos verdes desintoxicantes. La mantequilla de almendra, las semillas de calabaza y la linaza también son excelentes fuentes naturales de magnesio.

La Importancia del Páncreas y Como Restaurar su Función

El páncreas pertenece al sistema digestivo y endocrino del cuerpo. El páncreas cumple una función vital y esta es la de producir insulina para mantener el balance de glucosa o de azúcar en la sangre. Cuando se pierde este balance se presentan complicaciones de salud como la diabetes.

El páncreas produce hormonas pancreáticas como la insulina, el gastrin, el glucagón y somatostatin. El páncreas también ayuda en la digestión produciendo enzimas que contribuyen a la descomposición de los carbohidratos, proteínas y lípidos. Podemos pensar en el páncreas como un medidor que monitorea la cantidad de azúcar o de glucosa en la sangre.

La siguiente es la función de cada una de las hormonas segregadas por el páncreas:

La insulina: esta es la hormona que regula la glucosa en la sangre permitiendo que las células del cuerpo absorban y utilicen esta glucosa. Esto causa que los niveles de azúcar en la sangre se mantengan regulados y bajen.

Glucagón: esta hormona ayuda a la insulina a mantener un nivel normal de glucosa estimulando a las células del cuerpo a liberar glucosa y aumenta los niveles de glucosa en la sangre. Entre la insulina y el glucagón crean un balance de azúcar en la sangre.

El gastrin: esta hormona ayuda a las funciones digestivas del cuerpo estimulando células del estómago para producir acido.

Somatostatin: cuando se elevan los niveles de otras hormonas producidas por el páncreas como el glucagón y la insulina entonces se segrega esta hormona, el somatostatin para balancear y mantener los niveles de glucosa y sal en la sangre.

Se crean problemas de regulación y producción de estas hormonas causando un desbalance en los niveles de azúcar en la sangre cuando el páncreas no funciona adecuadamente.

Es entonces cuando se presentan como resultado de este desequilibrio las siguientes complicaciones de salud:

La diabetes tipo 1: si una persona tiene este tipo de diabetes entonces su cuerpo no está produciendo ninguna insulina para regular los niveles de glucosa en su sistema. La deficiencia de insulina es causa de una serie de complicaciones de salud. En si la diabetes tipo 1 es una enfermedad autoinmune en donde el sistema inmune ataca a las células beta del páncreas responsable de producir la insulina.

El daño a estas células del páncreas resulta en una habilidad disminuida o total del cuerpo para producir insulina. Esta enfermedad autoinmune puede desencadenarse por diferentes causas como por ejemplo un exceso de metales pesados en el cuerpo (intoxicación) o por un virus que provoca la creación de anti-cuerpos en el cuerpo que a su vez pueden destruir las células beta del páncreas afectando la habilidad de este para producir insulina. Sin embargo, no es completamente claro que es lo que provoca el desarrollo de la diabetes tipo 1 en el cuerpo, pueden también ser causas hereditarias.

La diabetes tipo 2: la diabetes tipo 2 es más común que la diabetes tipo 1. Las personas con diabetes tipo 2 pueden tener la capacidad de producir insulina, sin embargo, el cuerpo no es capaz de usarla adecuadamente con este tipo de diabetes. Puede que con la diabetes tipo 2 el cuerpo no pueda producir insulina para controlar la glucosa.

La diferencia más importante entre estos dos tipos de diabetes tiene que ver con la hormona de la insulina. El páncreas es el encargado de producir esta hormona que le permite al cuerpo usar la glucosa de los carbohidratos en los alimentos que comemos en forma de energía o que le permite al cuerpo almacenar esta glucosa para un uso posterior. En si la diabetes tipo 2 es un desorden metabólico causado por niveles altos de azúcar en la sangre. El cuerpo puede regular esta azúcar por un tiempo produciendo más insulina, pero con el tiempo los receptores de insulina dejan de funcionar.

Las personas con diabetes tipo 1 no producen insulina, las personas con diabetes tipo 2 pueden producirla, sin embargo, las células del hígado, de los tejidos musculares y de los tejidos adiposos son ineficientes en la absorción de la insulina e incapaces de regular la glucosa en el cuerpo. El cuerpo trata de compensar esto produciendo más insulina por medio del páncreas y eventualmente el páncreas pierde su habilidad para producir suficiente insulina y esto da como resultado que las células del cuerpo no obtengan la suficiente energía.

Nuevas investigaciones y estudios (http://tinyurl.com/estudios-diabetes5) señalan que es posible recurrir a **alternativas naturales** para revertir la diabetes tipo 1 por medio de la **estimulación de la regeneración de células en el páncreas** utilizando compuestos naturales. Muchos de estos compuestos se encuentran en alimentos que son fáciles de conseguir y fáciles de consumir y tienen la capacidad de **estimular la**

regeneración celular dentro del páncreas y potencialmente revertir de forma natural la diabetes.

Esto lógicamente va en contravía con las recomendaciones de la medicina tradicional que se enfoca en el manejo radical de los síntomas y no en **restaurar el balance natural de nuestro organismo.**

Mientras la solución de las grandes farmacéuticas radica en la creación de drogas sintéticas y en tratamientos químicos que cuestan muchísimo dinero, el enfoque de este libro tiene que ver con una aproximación más natural para el tratamiento de la diabetes.

Un estudio reciente publicado por "The Canadian Journal of Physiology and Pharmacology" encontró que una fracción activa de la linaza tenia propiedades benéficas para la diabetes tipo 1 en pruebas con animales.

Los resultados de estas pruebas fueron:

- Una mejora en la utilización de la glucosa en el hígado

- Una normalización de la glucogénesis, este es un proceso vital para controlar la diabetes en nuestro sistema. La glucogénesis es el proceso por el cual se convierten los alimentos que nos son carbohidratos en glucosa para alimentar las células. Este es un proceso sabio de la naturaleza en el que nuestro cuerpo es capaz de producir la glucosa necesaria para alimentar las células convirtiendo los alimentos que no contienen carbohidratos, ni almidones ni azúcares en nueva alimentación. Este proceso hace que aun comiendo tan solo vegetales y ensaladas las células obtengan su alimento de glucosa como fuente de energía.

- Se presentó una reducción en la actividad inhibitoria del páncreas y la glucosidasa intestinal. Es decir, se redujeron los picos de los niveles de glucosa después de comer.

Otra observación interesante de otros estudios (http://tinyurl.com/estudios-diabetes6) tiene que ver con evidencia de la **restauración de las funciones de la producción de insulina de las células del páncreas.** Lo que esto evidencia es que el consumo de semillas de lino puede restaurar la producción de insulina y las funciones del páncreas de forma natural. El consumo de semillas de lino puede controlar los picos de azúcar en la sangre después de comer, pero el consumo de este alimento en forma de **semillas de lino molidas** (http://tinyurl.com/semillas-lino) puede también mejorar la intolerancia a la glucosa y la sensibilidad a la insulina.

Una cucharada diaria de semillas de lino molida logra mejora los niveles de azúcar en la sangre en ayunas, mejora los triglicéridos y ayuda a reducir los niveles de colesterol de forma natural. Se puede disolver las semillas de lino molida en un vaso con agua y beber esta sencilla receta una vez por día (mezclar en un vaso de agua pura la noche anterior y dejar reposar para beber por la mañana). También se pueden espolvorear semillas de lino en **recetas de ensaladas saludables** para obtener los beneficios.

Otras sustancias que pueden **estimular la regeneración celular en el páncreas** mejorando su capacidad para producir insulina:

- **La Stevia**: este endulzante natural que se obtiene a partir de las hojas de plantas criollas tiene propiedades anti-diabetes que ayudan a revitalizar y reparar las células del páncreas.

- **El Aguacate**: el extracto de la semilla del aguacate (http://tinyurl.com/semillas-aguacate) puede reducir los niveles de azúcar en la sangre. Este extracto puede restaurar las funciones del páncreas de forma natural.

- **La cúrcuma**: esta planta nos ayuda a regular los niveles de azúcar en la sangre y reduce el riesgo de diabetes tipo 2. El **curcumín** (http://tinyurl.com/curcumin1) o cúrcuma estimula también la regeneración celular a nivel del páncreas.

- **La arginina**: este es un aminoácido que logra estimular la regeneración celular en el páncreas según pruebas y estudios realizados y puede reducir la resistencia a la insulina. La resistencia a la insulina se presenta cuando las membranas de las células son incapaces de reconocer esta hormona y por lo tanto son incapaces de su adecuada absorción. La consecuencia de esto es una resistencia a la insulina y por lo tanto no se produce suficiente energía en las células.

Esto significa que el azúcar no puede ser degradado propiamente en la sangre y como consecuencia se acumula haciendo que se incrementen los niveles de glucosa. Niveles elevados de glucosa en la sangre por largo tiempo pueden afectar y dañar los vasos sanguíneos y pueden conducir a la calcificación de estos y finalmente resultar en problemas de salud del corazón como alto riesgo de infarto. Estudios (http://tinyurl.com/estudios-diabetes7) han demostrado la capacidad de la arginina para reducir la resistencia a la insulina.

- **La semilla negra o Nigella Sativa**: también se le conoce como cilantro romano, comino negro, semillas de cebolla o sésamo negro. Esta hierba tiene propiedades anti-oxidantes naturales entre otros múltiples beneficios para la salud y es también un anti-inflamatorio natural. En cuanto a la diabetes se refiere, esta hierba logra una reducción natural de la glucosa en nuestro sistema y una disminución de la resistencia a la insulina.

    También aumenta la función de las células beta en el páncreas y reduce la hemoglobina (HbA1c), el consumo de dos gramos diarios de semilla negra logra estos efectos benéficos para la salud. Estas semillas tienen un sabor un tanto fuerte, pero se pueden espolvorear sobre la comida para obtener los beneficios. Se pueden conseguir **en su forma orgánica como semillas** (http://tinyurl.com/semilla-organica) en una tienda naturista o en forma de suplementos naturales (http://tinyurl.com/suplementos-1) para promover los niveles saludables de glucosa en el cuerpo.

- **La seda de maíz**: el extracto de seda de maíz, utilizado con frecuencia en la medicina tradicional herbal en la China, puede reducir los niveles altos de glucosa en la sangre, esto de acuerdo a un estudio (http://tinyurl.com/estudios-diabetes8) realizado por el Centro Nacional Para la Información Biotecnológica en los Estados Unidos. Este estudio también señala que el consumo de esta seda de maíz estimula la regeneración de las células beta a nivel del páncreas aumentando el nivel de insulina de forma natural. Esta seda de maíz se puede encontrar en algunas tiendas naturistas también en internet en forma de cápsulas (http://tinyurl.com/capsulas-seda-maiz) o de **té herbal** (http://tinyurl.com/te-seda-maiz)

También puede preparar este **te de seda de maíz** siguiendo la siguiente receta:

1. Remueva la seda del maíz y luego enjuáguela bien con agua (no utilizar la parte de afuera pues puede estar contaminada de impurezas tóxicas).
2. Para preparar una taza de té de seda de maíz utilizar 1 cucharada de seda de maíz aproximadamente. (1 cucharada por cada taza de agua).
3. Echar la seda y el agua pura en una olla y luego hervir a fuego lento por unos 10 minutos aproximadamente.

4. Finalmente filtrar el té y si lo prefiere agregar unas gotas de stevia liquida.

Beber una taza de este té unas dos o tres veces al día. Se puede preparar una cantidad suficiente para mantener en el refrigerador para luego beberlo durante el día, se puede beber caliente o frio. En la China se ha utilizado la seda de maíz durante siglos como remedio natural para la diabetes.

- **La acelga** (Beta vulgaris subsp. Cicla) Los beneficios para la salud de la acelga son maravillosos y van desde su habilidad natural para controlar los niveles de azúcar en la sangre hasta **prevenir varios tipos de cáncer** (http://tinyurl.com/prevencion-cancer) La acelga es un anti-inflamatorio natural que también logra desintoxicar el cuerpo y fortalece nuestro sistema inmune. El consumo de este alimento natural estimula la regeneración de las células beta en el páncreas (las células beta en el páncreas son las encargadas de producir la insulina).

La acelga contiene un flavonoide llamado ácido syringico que inhibe la actividad de una enzima específica llamada alpha-glucosidase que transforma los carbohidratos en azúcares, este flavonoide le permite a nuestro sistema regular los niveles de azúcar en la sangre de forma natural. Esto previene los picos y caídas de azúcar en el torrente sanguíneo ayudando a mantener unos niveles saludables sin tener que recurrir a los fármacos.

La acelga es también un alimento rico en fibra (casi 4 gramos de fibra por taza) que como lo he señalado antes en este libro, es parte fundamental de una dieta para el control natural de la diabetes. La fibra nos ayuda a volver más lenta la liberación de azúcar en el torrente sanguíneo luego de ingerir alimentos. Adicionalmente la fibra es parte integral de una dieta para limpiar el colon naturalmente y para mejorar las funciones del sistema digestivo.

- **La miel**: según un estudio realizado por investigadores del Establecimiento Islámico para la Educación en los Emiratos Árabes Unidos, las personas que consumen miel pueden disminuir los niveles de glucosa en la sangre. Una preparación muy sencilla y que da muy buen resultado es beber un vaso de agua con una cucharada de miel de abejas orgánica diluida junto con un poco de canela.

Como ya lo he señalado antes en este libro, el problema de la diabetes tiene que ver con la incapacidad del páncreas para producir insulina o la produce en muy bajas concentraciones. La producción de esta hormona es esencial para que los tejidos, órganos y células del cuerpo asimilen la glucosa de la sangre y puedan funcionar correctamente.

No excederse en el consumo de miel, tan solo beberla en esta forma diluida en agua para obtener sus beneficios y tan solo una vez por día. La miel puede tener un efecto reparador en las células beta del páncreas que son responsables de la creación de insulina, sin embargo, recuerde que su consumo debe ser muy limitado y solo si se trata de un paciente con hipoglucemia, es decir con personas que tienen una concentración muy baja de glucosa en la sangre (recuerde medir y monitorear sus niveles de glucosa - http://tinyurl.com/kit-glucosa).

Tampoco olvidar que el tipo de miel recomendable es miel de abejas orgánica pura, sin aditivos ni adulterada con glucosa o caña de azúcar. La miel orgánica pura tiene un índice glucémico inferior al del azúcar refinado de origen industrial, es decir no eleva los niveles de glucosa drásticamente como lo hace el azúcar.

El azúcar de la miel solo contiene dos unidades de azúcar, fructosa y glucosa y es absorbido por nuestro sistema más lentamente, el azúcar industrial contiene sucrosa y glucosa. La miel por su parte tiene una relación perfecta de glucosa y fructosa que facilita la ingesta de glucosa en el hígado y por lo tanto previene que entre una sobrecarga de glucosa al torrente sanguíneo, la miel orgánica pura es el único azúcar natural que posee esta cualidad.

No olvidar que es primordial controlar la glucemia (medida de concentración de glucosa en la sangre) ya que la diabetes es una enfermedad silenciosa y sus síntomas se pueden confundir con estrés y fatiga. Un análisis de sangre nos puede sacar de dudas para prevenir posibles problemas de salud.

- **La Berberina**: este extracto herbal ha sido utilizado por la medicina tradicional China durante años para el control de los niveles de colesterol alto, pero estudios recientes también han revelado la capacidad de esta hierba para reducir y controlar los niveles de azúcar en la sangre. Desafortunadamente la gran industria farmacéutica es una de las menos interesadas en que este tipo de medicinas naturales ganen adeptos ya que estaría en peligro sus millonarias ganancias por venta de drogas de fabricación industrial que no se ocupan de reestablecer el balance natural del cuerpo sino se ocupan de crear "adictos".

Este remedio natural que forma parte de un tratamiento natural para la diabetes ha demostrado tener muchas ventajas en relación a con la metformina que es uno de los fármacos más vendidos contra la diabetes tipo 2. El consumo de este extracto ayuda a aumentar la absorción de glucosa en personas con diabetes tipo 2 y reduce la producción de azúcares en el hígado además de aumentar la sensibilidad a la insulina. La berberina se puede conseguir en forma de cápsulas en línea (http://tinyurl.com/capsulas-berberina) o en tiendas naturistas.

La diabetes tipo 2, la pre-diabetes y la resistencia a la insulina pueden ser revertidas de forma natural con una dieta saludable como la que se describe en este libro y con ejercicio.

En ambos casos, diabetes tipo 1 y diabetes tipo 2 los factores que la desencadenan tienen que ver con alimentos que disparan los niveles de azúcar en la sangre y que causan una inflamación a nivel intestinal. Es por esta razón que existen ciertos alimentos que deben desaparecer de la dieta para lograr revertir la diabetes de forma natural, estos alimentos son:

- **Todos los azúcares refinados**: estos provocan subidas en los niveles de glucosa en la sangre, las sodas o refrescos azucarados y los jugos de frutas de fabricación industrial están cargados de este tipo de azúcar refinado y deben ser eliminados de nuestra dieta. Esta forma de azúcar ingresa muy rápidamente al torrente sanguíneo y puede causar picos muy elevados en los niveles de azúcar en la sangre. La mejor opción es optar por endulzantes de origen natural como la stevia y jamás consumir endulzantes artificiales como el aspartame que es un verdadero tóxico.

- **Los granos**: los granos que contienen gluten como el trigo, contienen grandes cantidades de carbohidratos que luego son transformados en azúcar una vez ingresan a nuestro cuerpo en cuestión de segundos. El consumo de alimentos con gluten puede causar inflamación intestinal lo que afecta las hormonas como el cortisol y la leptina y pueden causar picos de azúcar en la sangre. Para empezar con esta dieta para tratar la diabetes de forma natural, remueva por completo todos los granos por un periodo de 90 días y luego de estabilizar sus niveles y su balance natural incluya tan solo granos integrales como:

La cebada (ayuda a regular los niveles de azúcar en la sangre, la quinoa, el centeno (para el control natural de los niveles de glucosa) y la avena (rica en fibra – control de azúcar en la sangre) en cantidades pequeñas. **Estos son los mejores granos para incluir en su nueva dieta para la diabetes.**

- **Limite al máximo el consumo de leche de vaca:** este tipo de leche no es recomendable para personas con diabetes ya que contiene lactosa. La lactosa es un carbohidrato con un índice medio glicémico de 40. Este tipo de carbohidrato de la lactosa es un carbohidrato simple y estos los absorbe el cuerpo muy rápidamente causando picos en los niveles de azúcar en el cuerpo. No es recomendable consumir ni la leche de vaca ni sus derivados (excepto el yogurt bajo en grasa: los bifidus se pueden encontrar principalmente en alimentos de origen lácteo como el yogurt. Tomar un yogurt natural bajo en grasa sin azúcar diariamente puede reducir el riesgo de desarrollar diabetes tipo 2 hasta en un 18%). Prefiera la leche de almendras sin azúcar.

Otro tipo de leche que si es muy benéfico para los diabéticos y esta es la **leche de alpiste** (alto contenido de fibra). El consumo de esta leche **puede ayudar a la regeneración de páncreas de forma natural** estimulando la producción de insulina para regular los niveles de azúcar en la sangre. Beba un vaso de leche de alpiste por las mañanas y otro antes de ir a dormir para regular los niveles de glucosa en la sangre y para regenerar las funciones del páncreas.

Preparación de la leche de alpiste (http://tinyurl.com/leche-alpiste):

- Dejar reposar 5 cucharadas de semillas de alpiste en un vaso con agua durante toda la noche (unas 12 horas aproximadamente).
- En la mañana colar esta mezcla dejando tan solo las semillas y mezclarlas en la licuadora con 1 litro de agua pura. Eso es todo, esta sencilla receta se debe beber por las mañanas y en la noche (asegurarse que las semillas de alpiste sean aptas para el consumo humano).

La leche de almendras es también otro tipo de leche que puede consumir para reemplazar la leche de vaca. La leche de almendras ayuda a **mantener estables los niveles de glucosa** en la sangre debido a que su componente principal, las almendras, tiene un bajo índice glucémico. La leche de almendras es también rica en vitamina A, vitamina D y vitamina E y se puede beber como ingrediente de batidos verdes para desintoxicar el cuerpo.

- **Elimine de su dieta los alimentos genéticamente modificados**, estos son el resultado de un proceso de laboratorio en donde genes del DNA de una especie son extraídos artificialmente y forzados dentro de los genes de una planta o animal que no se relaciona. Tampoco consumir alimentos que no sean orgánicos, estudios (http://tinyurl.com/estudios-diabetes9) relacionan el consumo de alimentos de producción altamente industrializada fumigados con herbicida a enfermedades como la diabetes y el cáncer. Es más, la insulina genéticamente modificada puede causar diabetes tipo 1 en personas con diabetes tipo 2, esto de acuerdo a un nuevo estudio (http://tinyurl.com/estudios-diabetes10) publicado por el Diario de la Endocrinología y el Metabolismo Clínico en los Estados Unidos y realizado con más de 85.000 pacientes.

  Este estudio revela que administrar insulina sintética genéticamente modificada a pacientes con diabetes tipo 2 puede desencadenar una autodestrucción de la capacidad natural del cuerpo para producir insulina resultando en una diabetes tipo 1.

Los alimentos como el maíz genéticamente modificado, la soja y el aceite de canola se han relacionado con enfermedades del hígado y pueden promover la diabetes. Lo mejor es eliminar cualquier tipo de alimento genéticamente modificado de nuestra dieta y solo consumir alimentos orgánicos.

- **Elimine el tabaco, el alcohol y las comidas altamente procesadas** y de alta manipulación industrial de su dieta.

- **Elimine los endulzantes artificiales de su dieta:** el aspartame, así como otros endulzantes de tipo artificial afecta de forma negativa los niveles de glucosa en la sangre, así como la sensibilidad a la insulina. El consumo de este tipo de endulzantes provoca aumento de peso en las personas que los consumen según varios estudios (http://tinyurl.com/estudios-diabetes11). El consumo de los endulzantes artificiales puede incluso promover la diabetes, esto de acuerdo a estudios (http://tinyurl.com/estudios-diabetes12) realizados por investigadores en Israel que concluyeron que su uso altera los niveles de azúcar en la sangre.

La realidad es que todas estas formulaciones de manipulación industrial y artificiales tiene un impacto negativo sobre el balance natural de nuestro cuerpo y sobre nuestro metabolismo, es mejor siempre optar por alternativas naturales como la stevia. El aspartame viene en presentación de endulzante artificial en marcas como Equal o NutraSweet y se encuentra en muchas de las bebidas carbonatadas artificiales como sodas "diet", yogurt "diet", en cereales y en general todos los alimentos con altos procesos industriales que llevan la palabra "diet".

Ingerir alimentos con aspartame y con otros endulzantes artificiales no satisface el antojo natural del cuerpo por consumir carbohidratos y al percibir este déficit de carbohidratos se disparan las ansias por consumir más de este tipo de alimento que es precisamente el que queremos mantener bajo control en una dieta anti-diabetes para no elevar los niveles de azúcar en la sangre. Este aumento en el deseo de consumir más carbohidratos después de ingerir comidas con aspartame y otros endulzantes artificiales fue el resultado de un estudio realizado por Susan Swithers, profesor de la Facultad de Neurociencia del Comportamiento de la Universidad de Purdue en Indiana en los Estados Unidos.

Como Desintoxicar y Recuperar La Salud del Páncreas de Forma Natural

La desintoxicación natural del páncreas logra estimular el crecimiento de las células hepáticas cuando combinamos el consumo de cardo mariano (http://tinyurl.com/cardo-mariano) con un consumo diario de té verde orgánico.

Como lo he señalado antes en este libro, el páncreas tiene la función vital de producir la insulina para regular los niveles de glucosa en el torrente sanguíneo además de producir importantes enzimas esenciales para digerir lo que comemos, de su buen funcionamiento depende que podamos evitar padecer de la diabetes. La naturaleza ha puesto a nuestra disposición medicinas naturales que pueden ayudarnos a desintoxicar este importante órgano de nuestro sistema sin necesidad de recurrir a los fármacos.

La gran mayoría de nuestra alimentación "conveniente" y moderna basada en el consumo de comidas altamente procesadas como dulces, galletas, azúcares refinados, cervezas, carnes rojas altamente procesadas (el gran consumo de carnes rojas procesadas y cerveza aumenta el ácido úrico) grasas trans, bebidas carbonatadas y embutidos llenos de químicos como nitrito de sodio ha hecho que se nuestro sistema se vuelva acido. Este ambiente ácido hace que el páncreas (responsable de la producción de insulina) se sobrecargue y se sobre estimule perdiendo así sus funciones naturales.

En realidad, la causa fundamental de la diabetes tiene que ver con la perdida de las funciones naturales del páncreas que se enferma cuando e cuerpo no recibe los nutrientes correctos sino un coctel de alimentos tóxicos que desestabilizan su funcionamiento óptimo. La buena noticia es que podemos reestablecer este funcionamiento óptimo y natural del páncreas para no tener que volvernos dependientes de las grandes compañías farmacéuticas.

Las células del páncreas que se ven comprometidas por este tipo de alimentación "conveniente" y poco saludable basada en el consumo de comidas rápidas o altamente manipuladas industrialmente se llaman

"CeluBeta" o células beta y es posible recuperar y estimular sus funciones naturales con medicinas naturales para que vuelan a producir insulina de forma natural.

Solo recuperando las funciones del páncreas podremos llegar al origen del problema de la diabetes y manteniendo una dieta saludable como la que se describe en este libro, los medicamentos de fabricación farmacéutica no son la solución a la diabetes, tan solo luchan contra los síntomas en vez de tratar la causa.

Estos medicamentos de fabricación industrial que le generan millones de dólares a las grandes compañías farmacéuticas solo empeoran el problema ya que no ofrecen una solución de largo plazo sino simplemente crean adictos a los fármacos enmascarando los síntomas y debilitando nuestro sistema inmune con una serie de efectos secundarios.

La aproximación de la medicina tradicional se trata de una "cura artificial" a un problema generado por consumir una alimentación artificial carente de los nutrientes que nuestro cuerpo verdaderamente necesita. Si estas drogas brindaran una solución de largo plazo entonces la diabetes no sería hoy la epidemia que es a nivel mundial, el mayor interés de estas compañías que fabrican estos fármacos es en mantener dependientes y asustados a los "pacientes con diabetes" sin mencionar jamás que existe una alternativa natural.

La siguiente es una lista de esas **medicinas naturales** y consejos que harán que el páncreas recupere sus funciones naturales y se desintoxique:

1. **El Cardo Mariano**: esta es una hierba que podemos encontrar con facilidad lista para beber en forma de té o de infusión en tiendas naturistas o en línea. El cardo mariano es una planta medicinal natural que contiene un flavonoide anti-oxidante llamado silimarina que nos ayuda a restaurar las funciones del hígado (http://tinyurl.com/restaurar-higado) y del páncreas de forma natural y segura. El consumo del cardo mariano logra restaurar la salud del hígado en personas con problemas de hígado graso y además tiene propiedades naturales anti-inflamatorias que logran estimular el crecimiento de las células hepáticas.

Es muy sencillo consumir el cardo mariano pues tan solo se necesita mezclar una cucharada de semillas de esta hierba en una taza de agua caliente o simplemente tomándolo en forma de cápsulas (http://tinyurl.com/cardo-capsulas) o beberlo en forma de té natural. Una taza de este te al día hará maravillas para restaurar las funciones naturales del páncreas y para depurarlo.

2. **El regaliz y el llantén**: estas dos plantas medicinales tienen también excelentes propiedades naturales para restaurar las funciones del páncreas. Se pueden consumir en forma de infusión natural con una preparación muy sencilla: mezclar bien unas raíces de regaliz junto con una cucharada de llantén en una taza de agua caliente. Una vez lista esta infusión natural, dejar enfriar un poco y beberla de inmediato.

   La raíz de regaliz es muy buena para el control natural de la glucosa en nuestro sistema y tiene poderes anti-inflamatorios que curan y desinflaman el páncreas. Incluir esta infusión como parte de un tratamiento natural para la diabetes logra restaurar los desbalances hormonales en nuestro sistema sin tener que depender de los fármacos. Esta infusión también mejora las funciones de nuestro sistema digestivo y estimula la producción de la bilis para mejorar la digestión.

3. **Incluya el té de jengibre en su dieta**: este maravilloso té logra reducir la inflamación y desintoxica nuestro cuerpo además de ser un excelente anti-oxidante natural.

4. **Beba mucha agua pura** durante todo el día. Beber al menos 10 vasos de agua pura durante el día hará que su cuerpo elimine toxinas maximizando las funciones del hígado y del páncreas, beba un vaso de agua con limón todas las mañanas en ayunas para limpiar su sistema digestivo. También tome duchas intermitentes de agua fría y caliente para estimular la circulación y para mejorar el flujo de sangre hacia todos sus órganos, incluido el páncreas.

5. **Consuma vitaminas**: el consumo de vitaminas estimula las funciones naturales del páncreas y pueden prevenir enfermedades como el cáncer de páncreas. Las mejores vitaminas y suplementos para mejorar la salud del páncreas son la vitamina C, las vitaminas del complejo B (logran mejorar el metabolismo de los carbohidratos y alivian el estrés del páncreas), el

calcio y el magnesio (mejoran las funciones glandulares), el chromium picolinate (http://tinyurl.com/chromium-vitamina - este es un mineral que ayuda a **mantener estable los niveles de azúcar en la sangre** aliviando el trabajo del páncreas sin que este tenga que estar produciendo insulina constantemente promoviendo el metabolismo del azúcar en la sangre) y enzimas pancreáticas (para aliviar el trabajo del páncreas, consumir ocasionalmente en forma de suplemento natural (http://tinyurl.com/suplemento2).

6. **Consumir té verde**: el té verde nos ayuda a reducir la inflamación de forma natural, es un sedante natural con excelentes propiedades anti-oxidantes para nuestro sistema. El té verde contiene catechinas y polifenoles anti-oxidantes que nos ayudan a desintoxicar el hígado (http://tinyurl.com/restaurar-higado) y a desintoxicar el páncreas. El consumo diario de té verde puede estimular la salud del páncreas y puede prevenir y proteger el páncreas de enfermedades como el cáncer, esto de acuerdo a estudios (http://tinyurl.com/estudios-diabetes13) recientes. Beber al menos una taza de té verde todos los días mejorará la salud del páncreas notablemente y nos ayuda a desintoxicar el cuerpo.

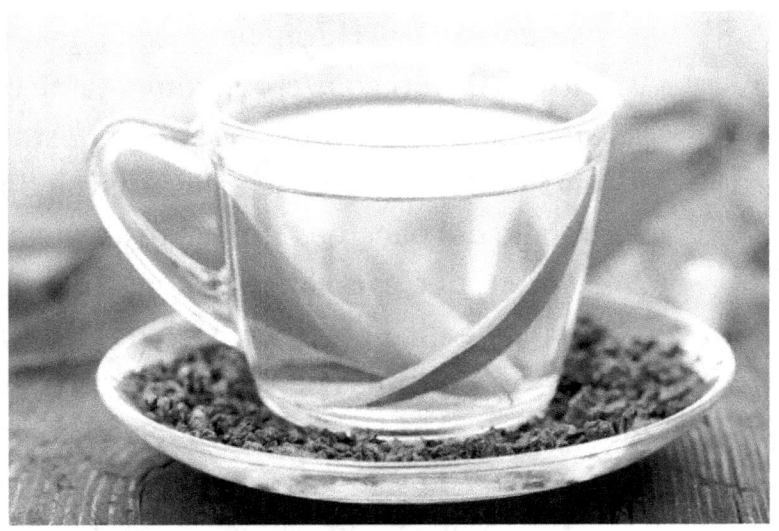

7. **Romero y salvia**: estas dos hierbas naturales son excelentes para restaurar la salud del páncreas. Se pueden consumir en forma de infusión o té natural y es un maravilloso desinflamante natural que además **nos ayuda a eliminar toxinas** de nuestro sistema. La preparación de esta infusión es muy sencilla, tan solo dejar reposar unas hojas de salvia y una ramita de romero en agua hirviendo por unos cinco minutos aproximadamente y luego dejar enfriar un poco antes de beber. Para recibir los beneficios de esta infusión natural debemos beberla una vez al día.

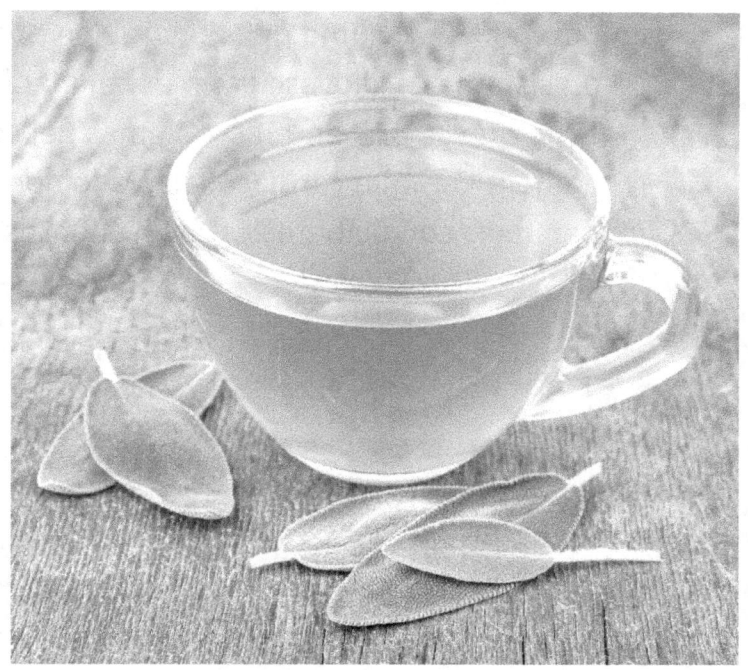

8. **Consumir ajo**: el consumo de ajo puede estimular el aumento de la producción natural de insulina en el cuerpo y mejora la circulación. Consumir ajo también estimula la secreción de las enzimas digestivas en el páncreas y promueve una buena absorción de los nutrientes de los alimentos, este alimento natural es parte de los mejores **súper alimentos saludables** para recuperar nuestra salud. Cuando agregamos ajo a nuestra dieta también mejora nuestra circulación, nos ayuda a bajar el colesterol malo de forma natural (disminuye los niveles de grasa en la sangre), combate las

infecciones y es un poderoso anti-inflamatorio natural. El consumo del ajo también promueve un sistema cardiovascular más saludable, esto evita que se presenten problemas del corazón como un ataque cardiaco, algo a lo que las personas con diabetes están propensas.

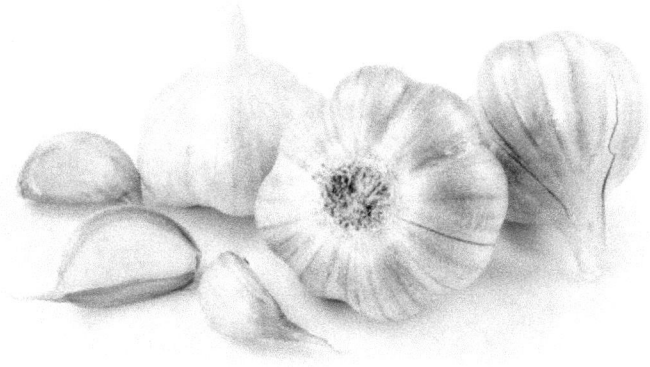

9. **Ginseng**: el ginseng es una excelente planta medicinal que nos ayuda a regular los niveles de glucosa en la sangre de forma natural además de fortalecer nuestro sistema inmune. De acuerdo a estudios (http://tinyurl.com/estudios-diabetes14) realizados en la China el consumo del ginseng reduce la resistencia a la insulina. El ginseng puede consumirse en forma de suplementos naturales o en forma de té natural de ginseng. El consumo del té de ginseng

también nos ayuda a depurar la sangre y a eliminar toxinas del cuerpo y es un maravilloso remedio natural para mejorar la salud cardiovascular.

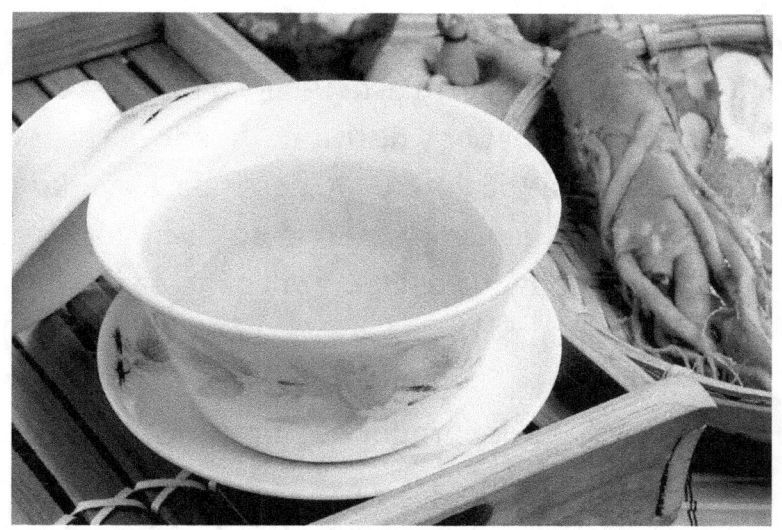

Preparación del Te de Ginseng:

Ingredientes:

1 ginseng coreano (también se le conoce como ginseng chino o ginseng rojo)
1 taza de agua pura

Método:

Cortar el ginseng en finas rodajas y luego colocarlas dentro de la taza donde se va a servir el té.

Calentar el agua y justo después de hervir servirla en la taza con las rodajas de ginseng. Dejar reposar por unos cinco minutos aproximadamente.

Una vez el té este un poco más frio estará listo para beber y disfrutar. (puede agregar unas gotas de limón si lo desea para ayudar a depurar el organismo, beberlo en las mañanas en ayunas nos ayuda a depurar el páncreas, el hígado y los riñones)).

10. **Jugo depurador del páncreas**: este es un jugo natural que nos ayuda a desintoxicar el páncreas, a activar sus funciones y a regular los niveles de glucosa en la sangre naturalmente.

Preparación:

Ingredientes:

Dos naranjas orgánicas exprimidas

1 pepino orgánico picado

Zumo de un limón orgánico exprimido

1 manzana orgánica picada (sin semillas)

Agua pura al gusto (1 taza y ½ aprox.).

Método:

Mezclar muy bien todos los ingredientes en la licuadora, servir y disfrutar. Este zumo natural se puede beber durante unas tres semanas, una vez por día hasta restaurar las funciones naturales del páncreas (jamás agregar azúcar). Luego se puede beber de vez en cuando para el mantenimiento óptimo de la salud del páncreas.

11. **Infusión de Eucalipto:** se puede preparar una infusión de eucalipto con diez gramos de hojas secas en un litro de agua. Beber esta infusión natural nos ayuda a regular los niveles de azúcar en la sangre y restaura la salud del páncreas. Beber una taza diaria por las mañanas.

12. **Extracto de hojas de oliva**: estas hojas son parte de la medicina alternativa tradicional que pueden utilizadas para el tratamiento natural de la diabetes. Estudios realizados por investigadores de la Universidad de Auckland en Nueva Zelanda han logrado demostrar estos beneficios medicinales naturales del extracto de hojas de oliva. En dicho estudio se evaluó la efectividad de los polifenoles que contienen las

hojas de oliva para el consumo humano y sus beneficios para el control natural de la diabetes.

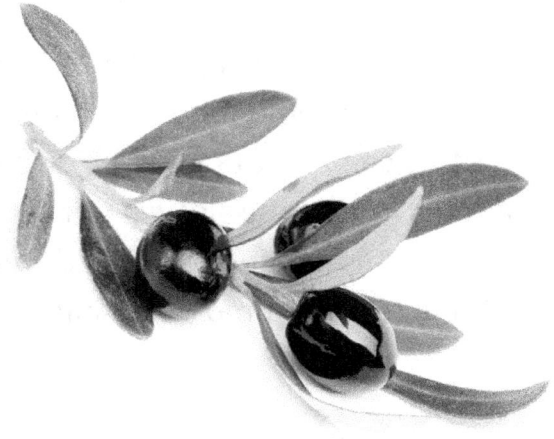

Los resultados del estudio encontraron que el consumo de los polifenoles presentes en el extracto de oliva logra disminuir la resistencia a la insulina hasta en un 15% y un incremento del 28% en la eficiencia de las células beta del páncreas encargadas de producir la insulina. Este estudio (http://tinyurl.com/estudios-diabetes15) también señala que hubo una mejora de la secreción de insulina de forma natural en pacientes con diabetes tipo 2. Este extracto se puede conseguir en tiendas naturistas o en línea.

Mientras que la investigación demuestra la capacidad de la hoja de olivo para tratar la diabetes tipo 2, este efecto del extracto de hoja de olivo sobre las células beta del páncreas significa que la hoja de olivo puede muy bien ser capaz de tratar naturalmente o parcialmente aminorar la diabetes tipo 1 que está relacionada con una insuficiencia y destrucción relativa entre las células beta que agotan su capacidad para producir suficiente insulina.

Los investigadores que adelantaron este estudio observaron los maravillosos efectos del extracto de hoja de olivo que loran aumentar la producción de células beta y al mismo tiempo logran disminuir la sensibilidad a la insulina. Esto sin duda es una ventaja sobre los fármacos convencionales que normalmente producen un efecto de aumento en la actividad en las células beta, pero no una disminución de la sensibilidad a la insulina.

Adicionalmente a sus efectos para controlar los niveles de azúcar en la sangre, el extracto de hoja de olivo tiene una acción anti-oxidante que beneficia a las personas que padecen de la diabetes. Según un estudio publicado por "Life Sciences" el consumo de este extracto puede reducir el estrés oxidativo causado por el estrés asociado con la diabetes.

En otro estudio publicado por "The Journal of Agricultural and Food Chemistry" de los Estados Unidos, se señala que este extracto tiene una capacidad para revertir la diabetes de forma natural gracias a otro componente llamado **oleuropetin** que también se encuentra en la oliva. Este extracto (http://tinyurl.com/extracto1) también **mejora el sistema inmune y es un anti-inflamatorio natural**, se puede beber en un vaso de agua con unas 10 gotas de este extracto aproximadamente unas tres veces al día hasta regular los niveles de azúcar en la sangre.

Nota: debe usarse con cuidado y monitoreando los niveles de azúcar en la sangre este extracto de hojas de oliva y no mezclar su uso con medicamentos para la diabetes ya que pueden disminuir demasiado los niveles de glucosa en la sangre. Si lo utiliza con otras hierbas o suplementos que disminuyen el azúcar en sangre puede magnificar los efectos. La hoja de olivo puede irritar el revestimiento del estómago, por lo que siempre debe ser ingerido junto con los alimentos.

Alternativas Naturales Para el Tratamiento de La Diabetes

El aloe-vera o la sábila ha sido utilizada como planta medicinal natural por cientos de años con excelentes resultados para la salud. Cuando se consume el aloe-vera o la sábila en forma de jugo puede ayudarnos a mejorar los niveles de glucosa en la sangre. El consumo de este jugo también se ha asociado con niveles reducidos de lípidos o grasas en la sangre y con su capacidad para sanar heridas más rápidamente. Las heridas en las piernas y ulceras que no cicatrizan son complicaciones comunes de la diabetes y el consumo del jugo de sábila puede ser un excelente remedio natural para ayudar a cicatrizar estas heridas.

El consumo frecuente del jugo de aloe-vera o de sábila también puede ayudarnos a mejorar la salud de los riñones y la salud del colon, estos órganos se ven también afectados por la diabetes. El consumo de unos 10 a 15 miligramos (3 cucharadas aprox.) de jugo de aloe-vera al día puede reducir los niveles de azúcar significativamente.

La sábila contiene una sustancia que es una fibra soluble llamada **glucomanano** que ayuda a reducir los niveles de azúcar en la sangre. Otros componentes esenciales del aloe-vera que ayudan a regular los niveles de glucosa en la sangre son fenoles orgánicos y lectinas. El consumo regular del jugo de sábila o de aloe-vera puede llegar a **reducir los niveles de glucosa en la sangre** hasta en un 50% de forma natural.

El consumo de este jugo también nos ayuda a <u>desintoxicar el cuerpo</u> promoviendo una eliminación natural de toxinas, neutraliza los radicales libres y limpia la sangre. Varios problemas asociados con la diabetes como ulceras, infecciones y heridas pueden combatirse consumiendo este maravilloso jugo natural gracias su buen contenido de anti-oxidantes y a sus propiedades anti-inflamatorias naturales.

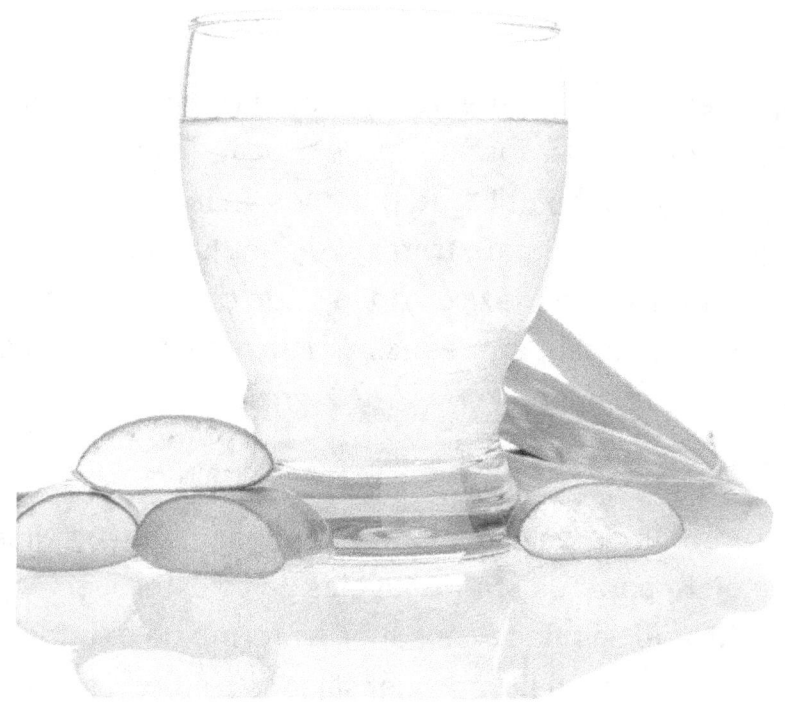

Consumir jugo de aloe-vera también estimula la secreción natural de insulina lo que lo convierte en una alternativa ideal para personas con diabetes tipo 2 sin causar ningún efecto secundario.

Este maravilloso jugo de la naturaleza puede ser extraído directamente de la planta de sábila o puede ser consumido en forma de jugo de aloe-vera que puede conseguirse en línea (http://tinyurl.com/jugo-aloe-vera1), en algunos supermercados o en tiendas naturistas. Otra opción es mezclarlo con diferentes recetas de **batidos verdes saludables** para obtener todos sus beneficios.

El nopal: esta planta tiene poderes medicinales naturales que ayudan a regular los niveles de azúcar en la sangre de forma natural. Se ha utilizado por años en la medicina tradicional mexicana para tratar la diabetes tipo 2 y de hecho científicos en México han logrado demostrar las bondades del nopal para reducir drásticamente los niveles de azúcar en la sangre.

El consumo diario de esta planta también puede incluirse en una dieta para reducir los niveles de colesterol de forma natural. Se puede consumir en forma de batidos verdes naturales, en licuados, ensaladas o en recetas de sopas saludables para obtener sus beneficios. La gran cantidad de fibra de este alimento nos ayuda a **mantener estables los niveles de glucosa en la sangre** sin dañar el hígado (el daño al hígado es uno de los principales problemas o efectos secundarios de las drogas de prescripción médica para la diabetes) y nos ayuda a normalizar nuestro metabolismo.

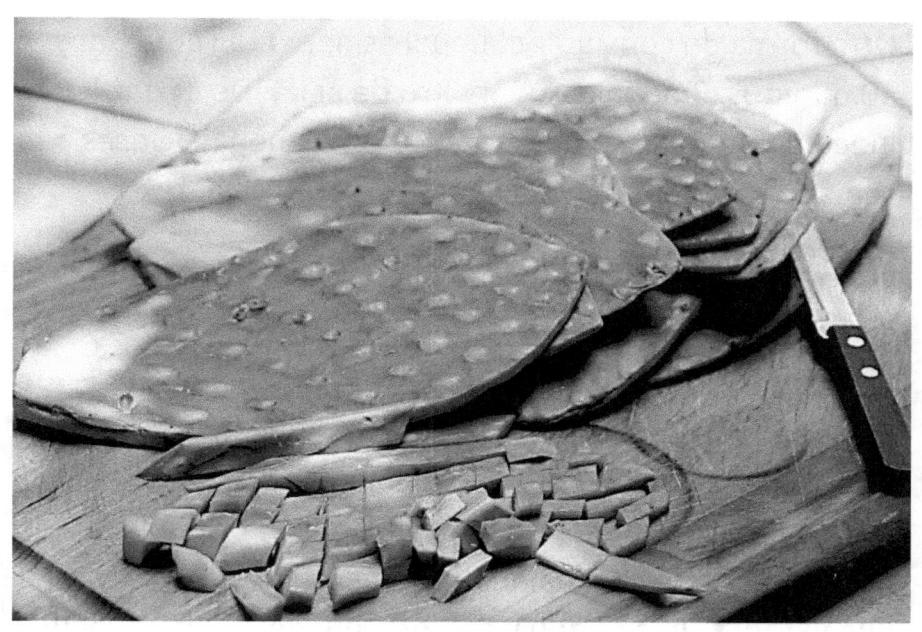

Su consumo no solo es ideal para personas que ya presentan diabetes sino también para la prevención de la misma. Se puede consumir en forma de polvo natural de nopal orgánico (http://tinyurl.com/nopal-polvo) mezclado con **batidos verdes saludables** o en forma de capsulas de nopal (http://tinyurl.com/capsulas-nopal) para obtener sus beneficios. El consumo de nopal ya sea en forma de capsulas o en forma de polvo natural en batidos verdes saludables es excelente para la limpieza natural del colon (http://tinyurl.com/limpiar-el-colon) gracias a su buen contenido de fibra insoluble que absorbe toxinas del intestino para luego ser expulsadas de nuestro organismo.

Otra forma de consumir el nopal es hervir durante unos 10 minutos, 3 nopales en un litro de agua. Dejar enfriar y luego beber un vaso de esta infusión de nopal 3 veces a la semana para obtener sus beneficios medicinales naturales.

El rábano y el jugo de rábano: este es un alimento estupendo para desintoxicar el cuerpo y para la diabetes. Es un excelente alimento para combinar con ensaladas saludables, para beberlo en forma de jugo o simplemente para comer crudo a cualquier momento del día. Esta es una verdura sin almidón y comerla puede ayudar a regular y balancear de forma natural los niveles de azúcar en la sangre.

Los rábanos tienen un índice glucémico bajo, son altos en contenido de fibra y están cargados de nutrientes saludables como vitamina C, vitamina B6, cobre, magnesio, potasio y folate además de anti-oxidantes. El consumo de este vegetal también ayuda a regular la absorción de azúcar en el torrente sanguíneo y además estimula la secreción de jugos digestivos mejorando la salud intestinal. La ingesta de rábanos también nos ayuda a purificar la sangre y a eliminar toxinas.

El valor glicémico bajo de los rábanos vuelve el proceso de la digestión más lento y por ende vuelve más lento el aumento de glucosa en la sangre. Estudios recientes realizados por investigadores de la India en la Universidad de Allahabad lograron demostrar las bondades del consumo de los rábanos para personas con diabetes y su capacidad para balancear los niveles de glucosa en la sangre sin ningún efecto secundario.

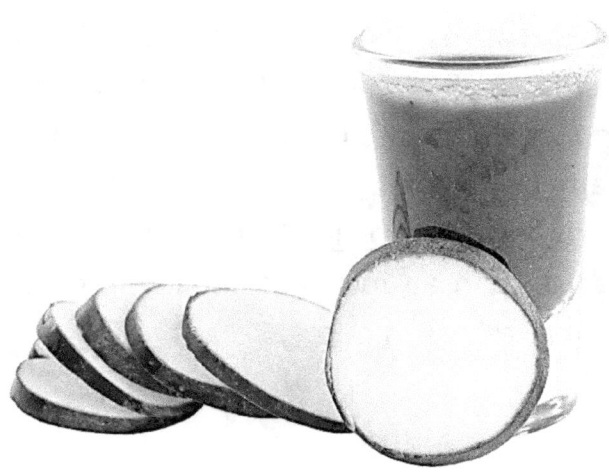

Cabe anotar que el consumo de este vegetal es más para mantener regulados los niveles de azúcar y no tanto para bajarlos cuando se presentan picos en los niveles de glucosa. Este es un alimento ideal para reemplazar esos carbohidratos poco saludables que disparan los niveles de azúcar como las galletas y tentempiés llenos de dulce, cuando sienta deseos de comer algo como un "snack" o tentempié, opte por opciones saludables como el rábano, esto le ayudará a mantener regulado sus niveles de azúcar en la sangre. Un pequeño vaso de jugo de rábano en las mañanas en ayunas puede ayudarle a desintoxicar el cuerpo y a regular los niveles de glucosa en su sistema.

La raíz de ortiga: esta es otra alternativa natural para el tratamiento de la diabetes. Beber una infusión de raíz de ortiga puede reducir los niveles de azúcar en la sangre y es un diurético natural. Para preparar esta infusión se puede hervir unos 25 gramos de la raíz de ortiga en agua pura a fuego lento durante unos minutos, una vez hervido dejar enfriar y luego colar y beber. También se puede beber en forma de té de ortiga (http://tinyurl.com/te-ortiga) dejando reposar unas hojas de la raíz de ortiga en agua caliente por unos minutos.

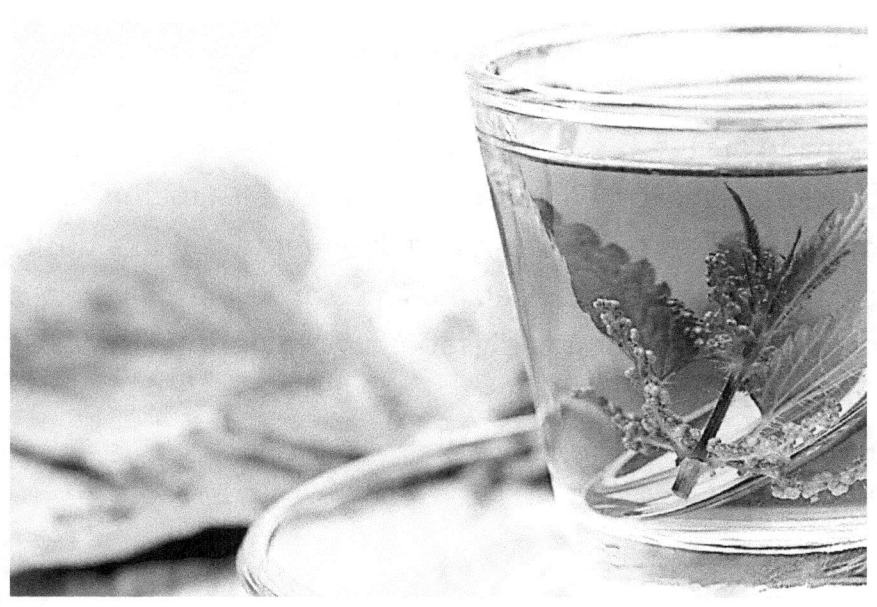

Psyllium (Plantago ovata): también conocido como psilio, es una hierba nativa del Asia de la cual se utiliza la cáscara o cubierta exterior de la semilla y la semilla. Esta hierba se puede utilizar como laxante natural en una dieta para limpiar el colon naturalmente y para reducir los niveles de colesterol. Su beneficio para la diabetes radica en su efecto reductor en los niveles de azúcar en la sangre cuando el psyllium se combina y se consume con los alimentos. Se puede conseguir en forma de polvo en línea o en tiendas naturistas. La cáscara de la semilla de psyllium ayuda a reducir los niveles de colesterol en las personas con diabetes y con colesterol alto.

El psyllium también tiene un gran contenido de fibra, unos 71 gramos de fibra por cada 1/3 de taza. Se debe tener cuidado al ingerir ese polvo de psyllium ya que puede causar la sensación de gases e hinchazón. La mejor forma de empezar a consumirlo es gradualmente con una dosis baja para empezar a regular los niveles de glucosa en la sangre, para mejorar la digestión y para desintoxicar el cuerpo.

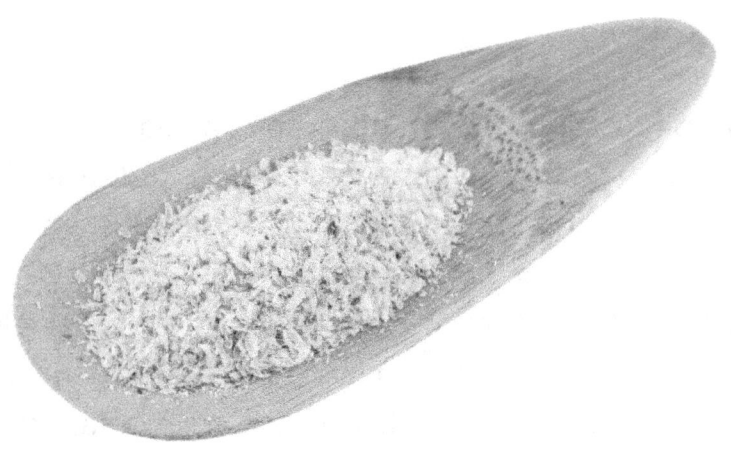

Para consumirlo se puede **mezclar con batidos verdes** o con agua mezclando **una cucharada de polvo se psyllium** por cada taza de líquido. Utilizar la licuadora para mezclar bien. Su consumo también ayuda a reducir el estreñimiento. Se puede beber en cualquier momento del día un vaso de agua o un vaso de batido verde con polvo de psyllium (http://tinyurl.com/polvo-psyllium) hasta tres veces. Consumirlo idealmente antes de ingerir las comidas para promover la eliminación regular e incluso para bajar de peso saludablemente. Nota: beber mucha agua durante el día (de 6 a 8 vasos diarios) cuando se consume el polvo de psyllium diluido en agua o batidos para evitar una obstrucción intestinal.

El psyllium también puede ser ingerido en forma de cápsulas (http://tinyurl.com/capsulas-psyllium) que se pueden conseguir en línea o en tiendas naturistas. El consumo del psyllium proporciona una fuente nutritiva de fibra insoluble que se une al exceso de azúcar ayudando a su eliminación desde el intestino y mejora el metabolismo del azúcar.

Diente de León: un maravilloso remedio natural que podemos consumir para la diabetes se prepara a partir de esta hierba. Se puede preparar una sencilla infusión de diente de león todos los días y es recomendable beberla tres veces diarias, una por la mañana, otra al medio día y antes de ir a dormir.

Receta de Infusión a Partir de Diente de León

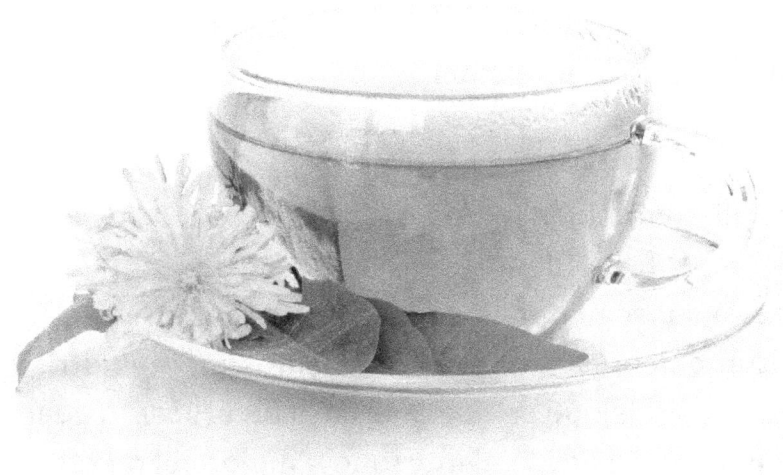

1. Unas hojas de diente de león
2. Calentar agua pura (por unos 10 minutos aprox.)
3. Servir el agua caliente en una taza que contenga las hojas de diente de león
4. Esperar unos minutos hasta que esté lista la infusión
5. Dejar enfriar y ¡disfrutar!

Té de Hojas de Arándano

El consumo de este te nos ayuda a reducir los niveles de glucosa en la sangre y contiene una gran cantidad de antioxidantes. Este te es una excelente alternativa natural que se puede beber una o dos veces al día dando como resultado una gran mejoría en los niveles de glucosa en la sangre.

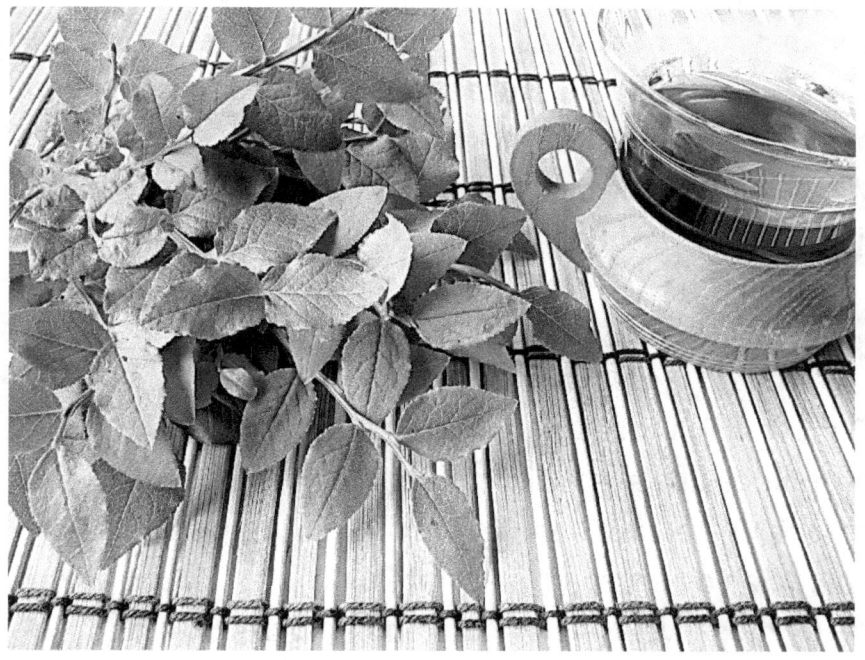

Para prepararlo simplemente preparar una infusión de estas hojas en agua caliente, dejar reposar por unos minutos y luego enfriar y beber. Se puede conseguir en forma de bolsitas de té de arándano (http://tinyurl.com/te-arandano) en línea o en tiendas naturistas. Estudios recientes publicados por el "Diario de la Nutrición" en los Estados Unidos confirman las bondades del consumo de este té para personas con diabetes tipo 2 para reducir la dependencia a la insulina y para regular los niveles de glucosa en la sangre.

La linaza en polvo: este alimento tiene un alto contenido de fibra y puede consumirse diluido en un vaso de agua con una cucharadita de linaza en polvo disuelta para metabolizar mejor el azúcar en la sangre. También puede agregar una cucharada de linaza en polvo a ensaladas saludables y a **recetas de batidos para la diabetes**. La linaza en polvo (http://tinyurl.com/linaza-polvo) se puede conseguir en línea o en tiendas naturistas.

El glucomanano: este es un suplemento natural que promueve una absorción más gradual de los carbohidratos que a su vez ayuda a volver más lenta la liberación de azúcares en el intestino y nos ayuda a regular los niveles de glucosa en la sangre. Este suplemento es también ideal para promover el buen funcionamiento del sistema digestivo, ayuda a regular el tránsito intestinal gracias a su contenido de fibra y también ayuda en el control natural del colesterol. El glucomanano se puede consumir en forma de polvo mezclado con agua (1/2 cucharada de <u>polvo de glucomanano</u> (http://tinyurl.com/polvo-glucomanano) diluida en un vaso de agua pura). Nota: el glucomanano es un suplemento de fibra, tomar suplementos de fibra pueden interferir con la absorción de algunos minerales. Si toma el glucomanano o cualquier suplemento de fibra antes de una comida, esperar tres o cuatro horas antes de tomar sus suplementos de vitaminas y minerales.

Licuado de Apio, Zanahoria y Papa: este sencillo pero muy saludable jugo se puede preparar muy fácilmente mezclando una taza de agua pura junto con una zanahoria orgánica, un manojo de apio y una papa cruda orgánicas bien lavada cortada en trozos y sin piel. Mezclar muy bien todos los ingredientes en la licuadora y beberlo para obtener sus beneficios, este licuado ayuda a regular los niveles de glucosa en la sangre, puede agregarle unas gotas de stevia liquida si lo desea. Nota: es mejor beberlo con toda su fibra y no licuarlo para obtener todos los beneficios.

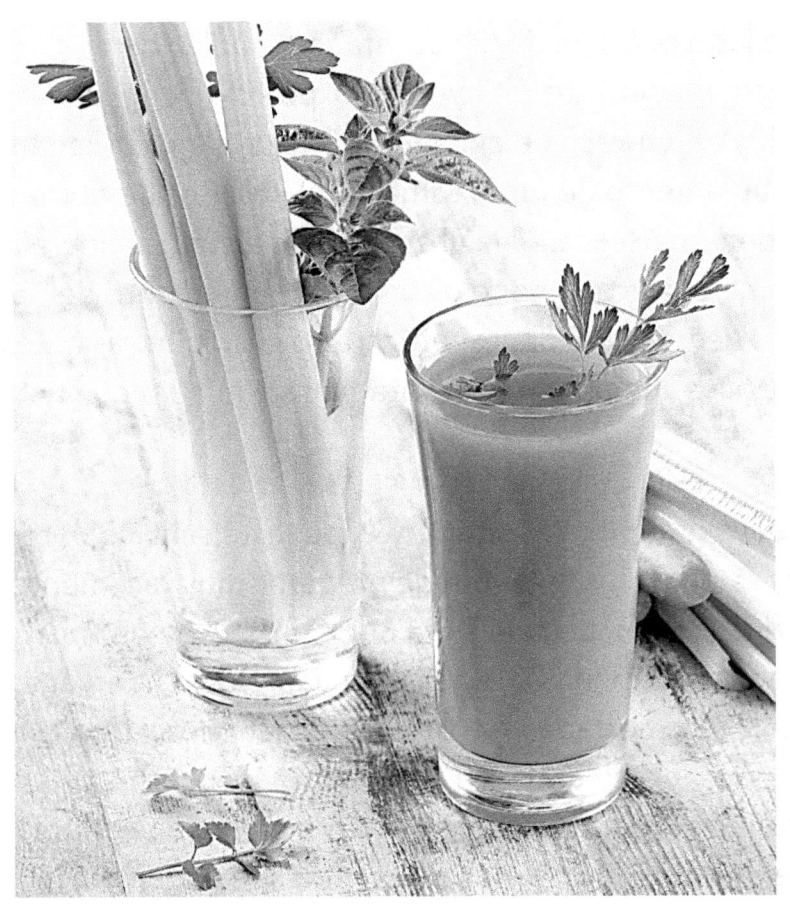

Las Bases de Una Buena Alimentación Para La Diabetes

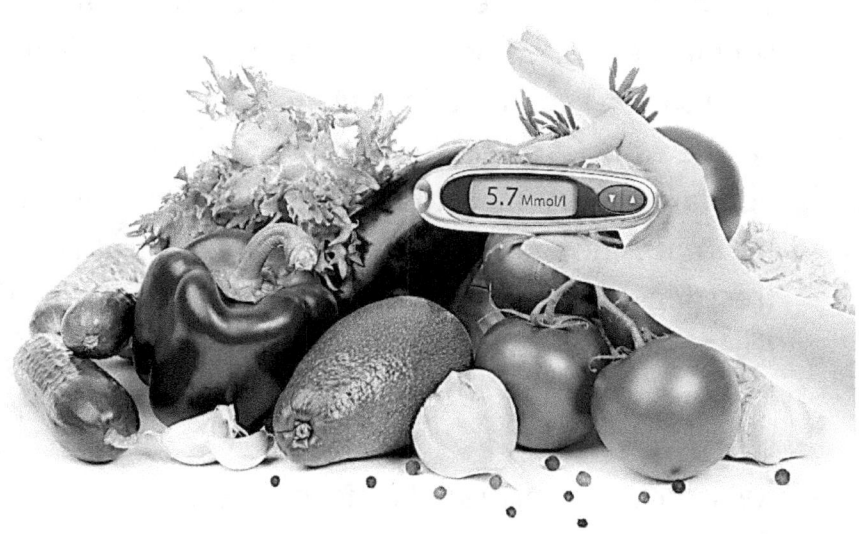

Una alimentación saludable y balanceada es la clave para aportarle al cuerpo la cantidad de nutrientes que necesita para mantener a raya la diabetes y para recuperar el balance metabólico del cuerpo sin tener que recurrir a los fármacos.

Esta es la guía práctica a seguir para una buena alimentación para el tratamiento natural de la diabetes:

- Restringir el consumo de azúcares simples como los que se encuentran en las bebidas carbonatadas con azúcar, el azúcar de mesa refinado, golosinas, jarabes azucarados.

- También restringir el consumo de carbohidratos simples (elevan rápidamente los niveles de azúcar en la sangre) como harinas blancas, el arroz blanco ya que estos carecen de vitaminas del complejo B y de importantes nutrientes. Lo ideal es obtener los nutrientes de fuentes naturales como las frutas (restringiendo el melón, el plátano, la uva y toda la fruta seca o en conserva) y las verduras.

- Repartir y administrar el consumo de alimentos durante el día para que no se presenten picos ni caídas drásticas en los niveles de glucosa en la sangre. Es mejor hacer varias comidas livianas durante el transcurso del día que tan solo dos o tres comidas muy abundantes (5 a 6 comidas diarias livianas es lo recomendable, no hacer ayunos prolongados, al comer menores porciones y más a menudo se requiere menos insulina para controlar la cantidad de glucosa que proviene de cada alimento). Para lograr esto se pueden combinar algunas de las recetas saludables para diabéticos incluidas en este libro junto con **recetas de batidos verdes para diabéticos**.

- Buen consumo de fibra: la ingesta de alimentos ricos en fibra retrasa la absorción de glucosa promoviendo una mejor absorción del azúcar en nuestro sistema. La fibra la encontramos en alimentos como legumbres, frutas, cereales integrales y frutos secos.

- Evitar el exceso de sodio o sal en la dieta ya que esto puede afectar los riñones, este suele ser un órgano afectado en las personas con diabetes ya que si hay un alto consumo de sal puede requerir un trabajo extra por parte del riñón para eliminar el exceso de cuerpos cetónicos que se forman cuando falta insulina. Las cetonas o cuerpos cetónicos son productos de desecho de las grasas y se producen cuando nuestro sistema utiliza las grasas en lugar de los azúcares para generar energía. Cuando una persona tiene diabetes se producen cuando no hay suficiente insulina para que las células asimilen la glucosa. Al haber una deficiencia de azúcar las células queman la grasa para obtener la energía que necesitan.

- Tomar bebidas sin azúcar para acompañar las comidas como agua pura o té verde helado o caliente con unas gotas de limón.

- Actividad física frecuente con ejercicios de bajo impacto como caminar, montar en bicicleta y estiramiento muscular o yoga. El ejercicio ayuda a mejorar la utilización de la glucosa en los músculos y mejora la sensibilidad a la insulina. El ejercicio es también una terapia relajante que evita el estrés (el estrés puede afectar los niveles de glucosa en la sangre haciendo que estos aumenten).

  El ejercicio también nos ayuda a **reducir los niveles de colesterol de forma natural** y mantiene regulada la tensión arterial reduciendo la incidencia de enfermedades cardiovasculares. Por último, el ejercicio es ideal para mantener un peso saludable y para evitar problemas de obesidad.

- Evite el consumo de grasas transgénicas y consuma buenas cantidades de ácidos grasos omega-3 como los que se encuentran en pescados como el salmón. Las comidas con grasas trans que se deben eliminar de la dieta son los pasteles glaseados, las donas, los fritos, las margarinas de barra, las palomitas de microondas o pop-corn (cargados de grasas trans, mantequilla y colesterol) y las comidas rápidas que no ofrezcan opciones saludables. Utilice aceites vegetales como el aceite de oliva extra-virgen.

- Incluya estos alimentos para complementar su tratamiento natural para la diabetes:

1. Cebolla, salsifí y achicoria para estimular la secreción del páncreas.

2. Incluya los espárragos, estos fortalecen la disminución de glucosa en la sangre.

3. Incluya el ajo: su consumo ayuda a la reducción de azúcar en la sangre y el número de micciones.

4. Incluya las avellanas y las nueces en su dieta, así como las aceitunas negras ya que contienen grasas naturales. Existe también una creciente evidencia de que los frutos secos y las nueces pueden mejorar el control de azúcar en la sangre en la diabetes tipo 2. En un estudio canadiense publicado en "Diabetes Care" en los Estados Unidos en 2011, los investigadores hallaron que las personas con diabetes tipo 2 que comían 2 onzas (56 g o ¼ de taza) de nueces al día vieron una disminución en los niveles de azúcar en la sangre y el colesterol LDL (malo).

5. Incluya la remolacha en su dieta, esta promueve la salud de los riñones gracias a su buen contenido de magnesio, la remolacha tiene un índice glucémico bajo por lo tanto no causa picos en los niveles de glucosa. El jugo de remolacha ayuda a disminuir la tasa de absorción de la glucosa en el torrente sanguíneo.

6. Reducir o eliminar los quesos de su dieta. Si usted come carne, comer sólo la carne fresca sin procesar, no comer carne envasada o procesada, este tipo de carne contiene nitrito de sodio (este se utiliza como conservante y es el responsable de darle ese color rosado-rojo característico a las carnes procesadas), una sustancia química que destruye la función del páncreas. Este nitrito de sodio se encuentra en embutidos, jamones, tocino, salchichas de producción industrial altamente procesados.

7. Incluya los cítricos, las fresas, cerezas y los duraznos ya que los diabéticos toleran mejor levulosa que la glucosa. Incluya las bayas por su poder anti-oxidante (moras, fresas, frambuesas). **Las bayas están cargadas de fibra, vitaminas y nutrientes** además de tener un **índice glucémico bajo**, esto las hace una fruta ideal para personas

con diabetes. Las cerezas también tienen un índice glucémico bajo, una taza de cerezas tiene 78 calorías y 19 gramos de carbohidratos complejos (no aumentan drásticamente los niveles de glucosa en la sangre). Las frambuesas contienen ácido elágico, su consumo tiene efectos benéficos sobre la resistencia a la insulina, disminución de azúcar en la sangre y comerlas previene la inflamación.

Las cerezas también son un anti-inflamatorio natural y pueden formar parte de una buena dieta anti-cáncer (http://tinyurl.com/alimentacion-anticancer) Las manzanas verdes también pueden formar parte de las mejores frutas para la diabetes gracias a su buen contenido de fibra, vitamina C y anti-oxidantes. Las peras también pueden incluirse debido a su buen aporte de fibra y su vitamina K, así como el kiwi que es buena fuente de potasio, fibra y vitamina C.

8. Incluya los berros y las espinacas que se pueden consumir en forma de ensaladas saludables mezclados con un poco de aceite de oliva extra-virgen.

9. Incluya las verduras preferiblemente crudas o cocidas al vapor para que no pierdan sus propiedades y poderes nutricionales naturales.

10. Incluya el perejil, la albahaca, la canela, cominos, el romero y en general las plantas aromáticas en su dieta para estimular la salud del hígado y del páncreas.

11. Incluya en su dieta recetas de <u>ensaladas saludables</u> (http://tinyurl.com/ensaladas-saludables) para desintoxicar el cuerpo.

COLECCIÓN DE RECETAS PARA LA DIABETES

Deliciosa Ensalada de Tomate

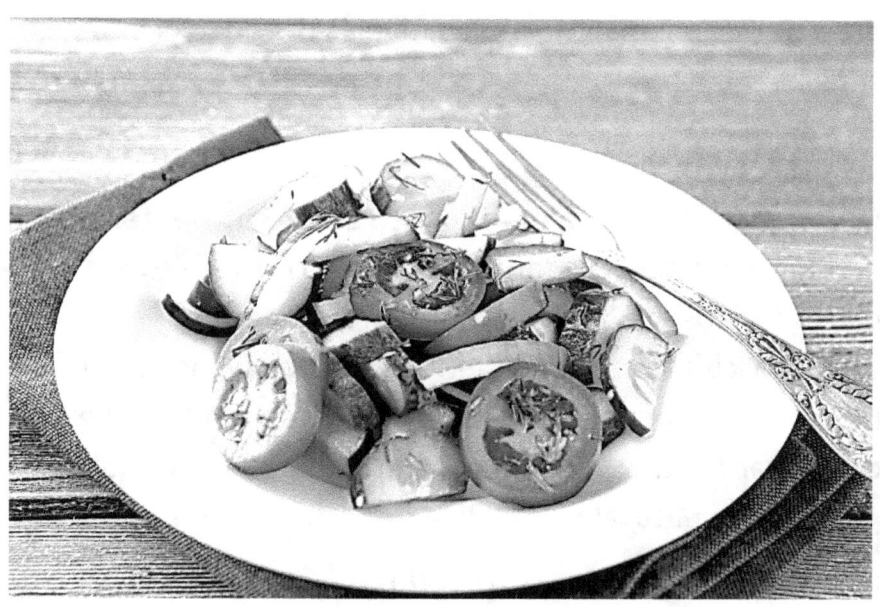

Los tomates tienen un índice glucémico bajo y están cargados de nutrientes esenciales para la salud de nuestro sistema como vitamina A, vitamina C y vitamina E y hierro, no elevan los niveles de azúcar y son bajos en carbohidratos. El consumo del tomate también ayuda a la cicatrización rápida de las heridas en personas con diabetes gracias a su buen contenido de vitamina C.

Esta receta también contiene pepino, este alimento natural originario de la india es bajo en calorías y adicionalmente es excelente para una dieta para la diabetes ya que tiene un índice glucémico muy bajo. Es ideal para combinar con recetas de ensaladas saludables como esta sin tener que preocuparnos por los posibles efectos de su consumo en los niveles de glucosa en la sangre.

El pepino es una excelente fuente de fitonutrientes que actúan como anti-oxidantes en nuestro sistema y su consumo nos ayuda a prevenir enfermedades cardiovasculares. Este alimento posee cualidades anti-inflamatorias naturales y nos ayuda a regular los niveles de azúcar en la sangre, su consumo también estimula la producción natural de insulina en el páncreas.

El perejil por su parte es un purificador natural de la sangre que nos ayuda a desintoxicar nuestro sistema y promueve la buena circulación.

Rinde 7 porciones y se prepara en 30 minutos

Ingredientes:

5 tomates orgánicos cortados en rodajas

1 cebolla orgánica picada

1 pepino orgánico en rodajas

1 pimiento verde orgánico, picado

1/2 taza de albahaca orgánica fresca picada

1/2 taza de perejil orgánico picado

2 cucharadas de ajo orgánico machacado

Sal marina y pimienta al gusto

2 cucharadas de aceite oliva extra-virgen

Método de Preparación

Combinar bien todos los ingredientes en un tazón grande, el tomate, el perejil, la cebolla, la albahaca, el pepino, el pimiento, el aceite de oliva extra virgen y el ajo. Mezclar y añadir la sal marina y la pimienta al gusto. Enfriar, servir y ¡disfrutar!

Deliciosa y Saludable Ensalada de Zanahoria y Brócoli

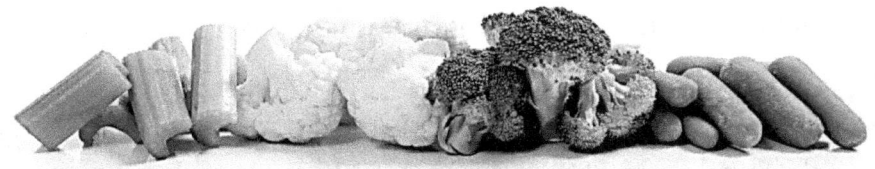

Rinde 2 porciones, 45 minutos de preparación

Ingredientes

1/4 taza de vinagre de arroz

1 cucharada de aceite de oliva extra-virgen

1 taza de brócoli orgánico bien lavados

1/4 cucharadita de ralladura de jengibre orgánico pelado

1/4 cucharadita de sal marina

1 taza de zanahoria orgánica cortada en trozos

½ taza de coliflor orgánico bien lavado

5 tallos de apio orgánico bien lavados

2 cucharadas de cebolla verde orgánica cortada en rodajas

2 cucharadas de pimiento rojo orgánico picado

1/2 pepino orgánico cortado a la mitad a lo largo, sin semillas y en rodajas

Método de Preparación:

1. Batir el vinagre de arroz, el aceite de oliva extra-virgen, el jengibre y la sal marina en un recipiente hasta obtener un aderezo de consistencia suave.

2. Mezcle la zanahoria, la cebolla verde, el brócoli, los tallos de apio, coliflor, el pimiento, pepino y en el aderezo hasta cubrir uniformemente todos los ingredientes.

3. Cubrir el recipiente con una envoltura plástica y refrigerar hasta que se enfríe, aproximadamente 30 minutos. Servir y ¡disfrutar!

Ensalada Súper Saludable de Alcachofa y Salmón

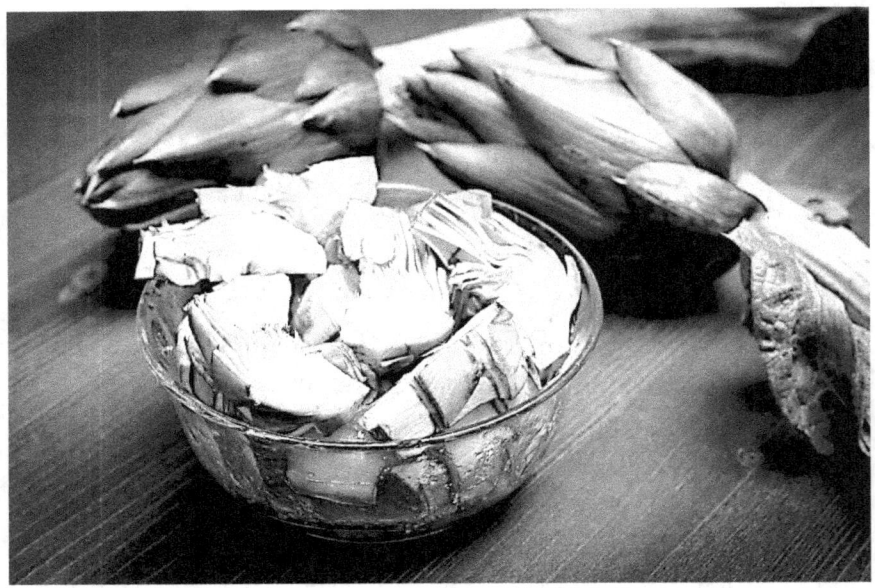

La cáscara del limón rallado en esta receta súper
saludable contiene polifenoles y flavonoides que ayudan a
regular los niveles de glucosa en la sangre para el
tratamiento natural de la diabetes. Los polifenoles de la
cáscara del limón ayudan a mejorar la resistencia a la
insulina (condición en la que las células no responden a la
acción de la hormona insulina). La ralladura de limón es
también buena para suprimir la acumulación de grasa en
la región del abdomen lo que la hace un ingrediente ideal

en batidos verdes saludables para bajar de peso y para desintoxicar el cuerpo.

La ralladura de cáscara de limón también logra reducir la descomposición de la glucosa en el hígado reduciendo la producción de nuevas moléculas de glucosa. El consumo de salmón nos ayuda a reducir los niveles de triglicéridos en la sangre y ayuda a controlar la presión sanguínea. Algunos estudios señalan que el consumo de omega-3 que se encuentra en el salmón puede ayudar a la insulina.

Rinde 4 porciones

Ingredientes:

4 corazones de alcachofas frescas, blanqueadas y picado (en lata puede ser sustituido)

1/2 limón orgánico

12 onzas (340 g) de salmón fresco sin hueso y sin piel

1/2 taza de guisantes verdes o arvejas verdes orgánicas

2 tallos de apio orgánico, picado

1 cucharada de hojas de apio orgánico picadas

6 cebollas verdes orgánicas picadas

1 cucharadita de **cáscara de limón orgánico** bien lavado rallada

1/4 taza de aceite de oliva extra-virgen para aderezo de la ensalada

4 hojas de achicoria o radicchio

Método de Preparación

1. Para preparar las alcachofas, cortar el tallo y luego quitar las tapas espinosas de las hojas exteriores con tijeras o doblando las hojas. Cortar la parte superior de las hojas delgadas, cortar las hojas interiores con un cuchillo. Tire de las hojas interiores de color rosa con la mano y quitar los tallos con una pequeña cuchara o un cuchillo.

2. Luego frotar todas las superficies cortadas con limón para evitar que se pongan oscuras. Sumergir las alcachofas en agua añadiendo un poco de jugo de limón hasta que esté listo para cocinar.

3. Hervir 1 litro y 1/2 de agua en una cacerola, añadir las alcachofas, y cocinar durante unos 5 minutos aproximadamente hasta que estén suaves, luego dejar enfriar. Una vez este frio, retirar los restos de hojas de corazones y cortar en cuartos o cortar en trozos grandes.

4. En un tazón mediano, combinar los guisantes, el salmón, el apio, cebolla verde, los corazones de alcachofas, hojas de apio, la cáscara del limón rallada y el aceite de oliva extra-virgen. En cada plato de servir, colocar una hoja de achicoria. Servir y ¡disfrutar!

Frittata de Tomate y Brócoli

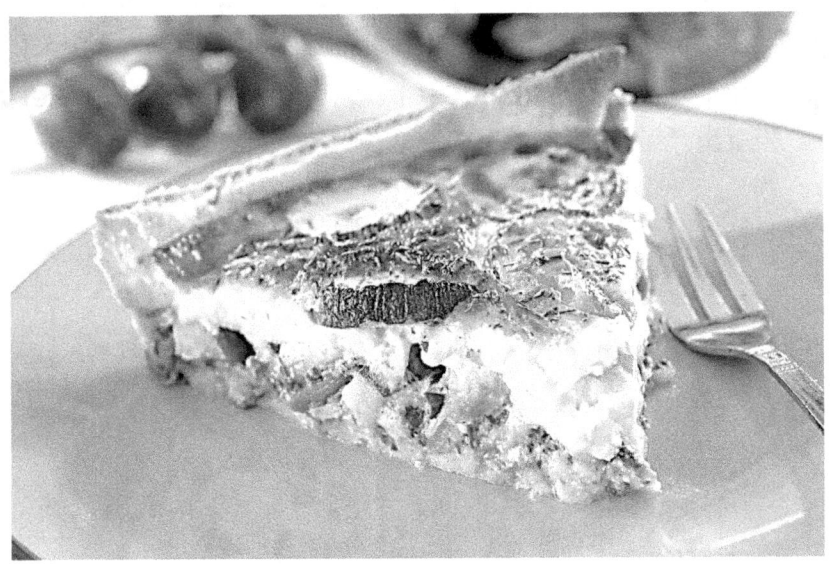

Ingredientes

6 claras de huevo

3 huevos

1/4 cucharadita de sal marina

1 pepino orgánico cortado en rodajas

1/4 cucharadita de pimienta molida negra

2 tazas de brócoli orgánico

2 cucharadas de chalotas o cebollas orgánicas pequeñas finamente picadas

2 cucharaditas de aceite de oliva extra-virgen

1 1/4 tazas de tomates cherry cortados en cuartos

Método de Preparación

1. Precaliente una sartén para cocinar a fuego lento. En un tazón mediano, bata las claras de huevo, la sal marina y la pimienta, dejar de lado.

2. Mojar la sartén con una capa de aceite de oliva extra-virgen. Verter la mezcla de huevos sobre la mezcla de brócoli, pepino y tomates en una sartén. Cocine a fuego medio-bajo. Mezclar e ir moviendo alrededor con una espátula para que no se pegue al borde de la sartén, levantando la mezcla de huevo y cocinándola. Continuar cocinando y levantando los bordes hasta que la mezcla de huevo esté casi firme (superficie estará húmeda). Cocinar hasta que estén tiernos, revolviendo ocasionalmente.

3. Dejar reposar durante unos 5 minutos aproximadamente antes de servir. Cortar en cuatro trozos, servir y ¡disfrutar!

Ensalada de Brócoli y Limón

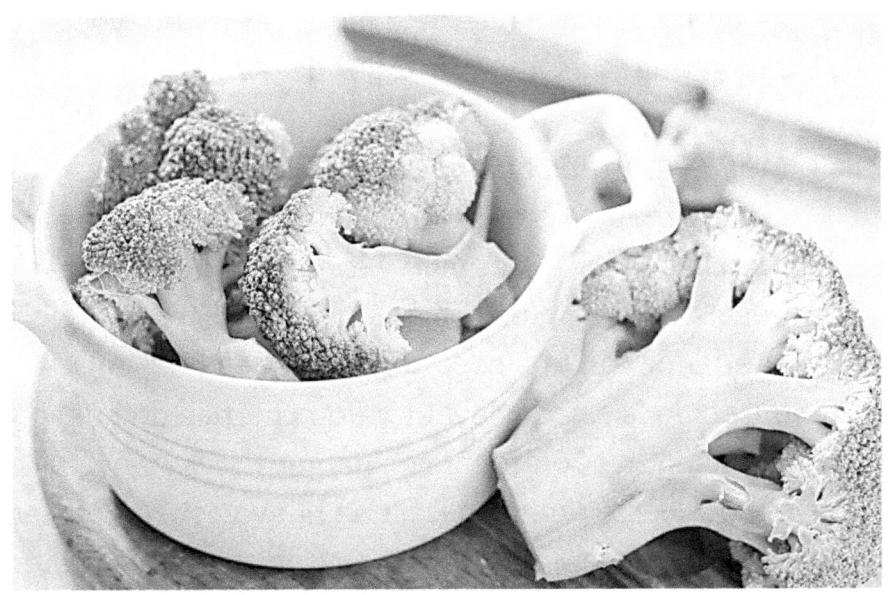

Ingredientes

3 cucharadas de aderezo para ensaladas sin azúcar, sin gluten natural

1/4 cucharadita de cáscara de limón orgánico rallado finamente

2 cucharaditas de jugo de limón

1/4 cucharadita de jengibre fresco rallado

4 tazas de brócoli pequeños orgánicos bien lavados

1/3 taza de cebolla roja orgánica finamente picada

1/4 taza de arándanos orgánicos secos

3 cucharadas de nueces

Método de Preparación

En un tazón grande, mezcle los ingredientes y revuelva cáscara de limón, jugo de limón y jengibre, el brócoli, la cebolla roja, y los arándanos. Revuelva para cubrir. Cubra y refrigere. Justo antes de servir, espolvorear con las nueces. Servir y ¡disfrutar!

Deliciosa y Saludable Sopa de Frijol Negro

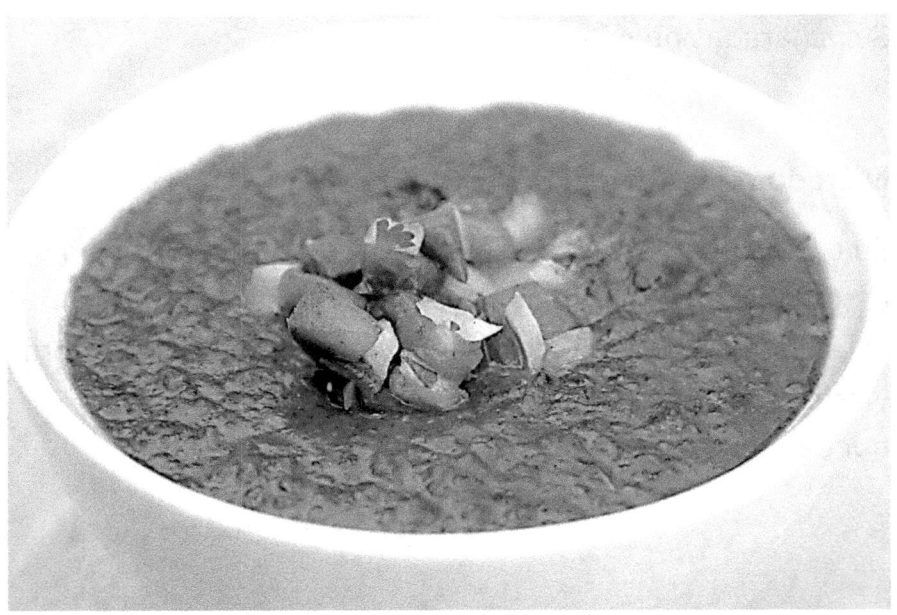

Rinde para 2 personas.

Ingredientes

2 tazas de frijoles negros sin sal añadida, escurridos

1 taza de apio orgánico picado

1/3 cebolla orgánica, cortada en cubitos

1/2 pimiento orgánico cortado en trozos

2 cucharaditas de aceite de oliva extra-virgen

1 diente de ajo orgánico picado

2 tazas de caldo de pollo bajo en sodio o caldo de verduras

2 tomates orgánicos cortados en cubitos

1 cucharadita de comino

1/2 cucharadita de cilantro orgánico

1 hoja de laurel

1/2 cucharadita de jugo de limón

1/8 taza de taza de cebolla verde orgánica picada

Una pisca de sal marina y pimienta negra molida al gusto

2 cucharadas de crema agria (opcional)

Método de Preparación

En una sartén de tamaño grande saltear el apio, la cebolla, el pimiento en aceite de oliva durante unos 3 o 4 minutos aproximadamente, o hasta que estén tiernos. Agregue el ajo y deje hervir durante aproximadamente un minuto más, a continuación, añadir el caldo, los frijoles negros, el tomate, el comino, el cilantro, la hoja de laurel, sal marina y pimienta negra. Llevar a ebullición, tapar y reducir a fuego lento durante 15 minutos. Retire la hoja de laurel y agregue el jugo de limón. Adorne con la cebolla y unos cubitos de tomate y luego servir y ¡disfrutar!

Delicioso y Saludable Salmon a La Parrilla

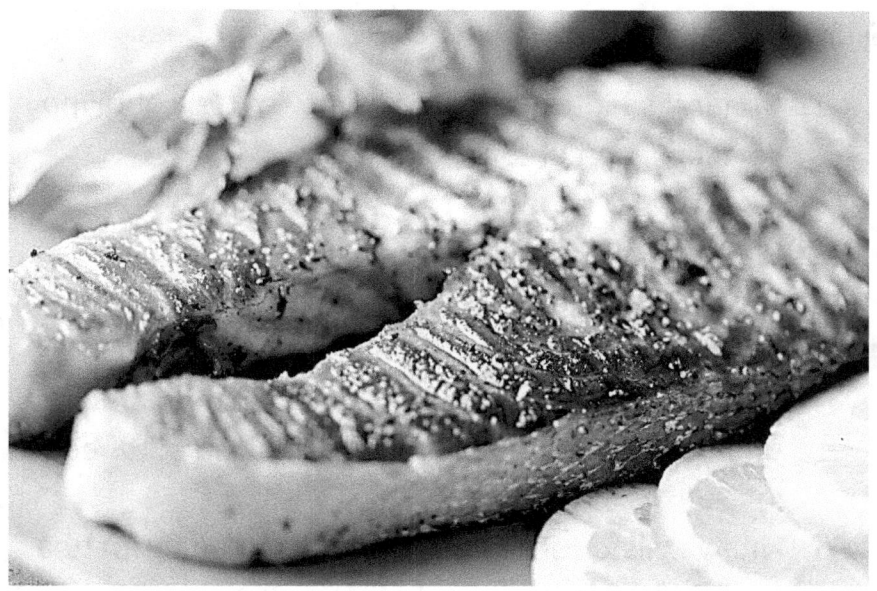

Rinde 4 porciones

Ingredientes

4 filetes de salmón fresco o congelado (de 1 pulgada (2.54 cm) de grosor aprox.)

1 cucharadita de cebollino fresco cortado

1 cucharadita de tomillo fresco cortado

Un manojo de perejil orgánico

2 tazas de tomates orgánicos cherry

1/4 cucharadita de sal marina

1/4 cucharadita de pimienta molida negra

1 limón orgánico mediano cortado en finas rodajas

Método de Preparación

1. Mojar los filetes de salmón junto con el cebollino cortado y con el tomillo fresco

2. Preparar a la parrilla a fuego medio utilizando una rejilla para colocar directamente sobre la brasa. Cocinar durante unos 20 minutos aproximadamente o hasta que el salmón adquiera una consistencia suave al probarse con el tenedor.

3. Una vez listo retire de la parrilla con una espátula para servir y colocar cada filete sobre un plato y espolvorear con un poco de sal marina al gusto y pimienta negra molida al gusto. Decorar cada plato con unas finas rodajas de limón, con unas hojas de perejil orgánico bien lavado y con unos tomates cherry cortados por el medio.

Delicioso y Saludable Salmon con Espárragos

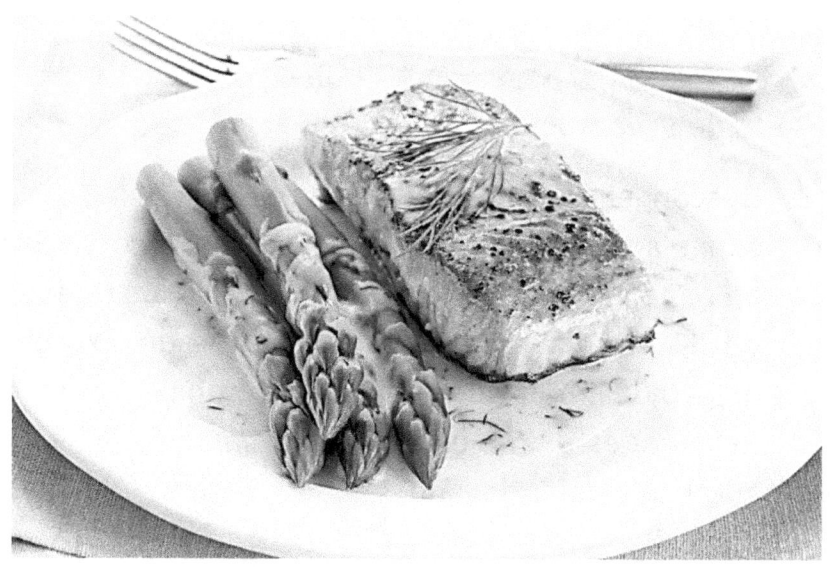

Rinde: 4 porciones

Ingredientes

4 filetes de salmón fresco de unos 114 gramos o 4 onzas

1 limón orgánico

2 naranjas orgánicas

1 taza de agua pura

1 libra de espárragos (453 g), bases leñosas removidas

2 cucharadas soperas de perejil fresco orgánico

1 cucharada de aceite de oliva extra-virgen

1/4 cucharadita de sal marina

1/4 cucharadita de sal pimienta negro molida

Unas hojas de perejil fresco

Método de Preparación

1. Descongelar los filetes de salmón si están congelados. Enjuague el pescado; seque con toallas de papel de cocina. Rayar finamente 1 cucharadita de cáscara de limón y luego dejar de lado. Exprimir el jugo de limón y de la naranja; combinar los jugos. Reservar este ¼ de esta combinación de jugo como aderezo y dejar de lado.

2. Verter el jugo restante en una sartén grande; añadir agua. Llevar a ebullición. Añadir el salmón; reduzca el fuego a medio. Cocine a fuego lento, tapado, durante unos 4 minutos aprox. Coloque los espárragos encima del salmón. Cocine a fuego lento por unos 4 a 8 minutos más aproximadamente o hasta que el salmón comience a desmoronarse cuando se pinche con un tenedor y el espárrago esté crujiente.

3. Mientras tanto, en un tazón pequeño, combine el 1/4 taza de jugo reservado, el perejil cortado con tijeras, el aceite de oliva extra-virgen, la cáscara de

limón reservada, sal marina y pimienta negra molida.

4. Para servir, rociar sobre el salmón y espárragos la mezcla de zumo restante como aderezo. Decorar con hojas de perejil fresco, servir en cada plato y ¡disfrutar!

Deliciosa Receta de Salmon y Patatas Dulces

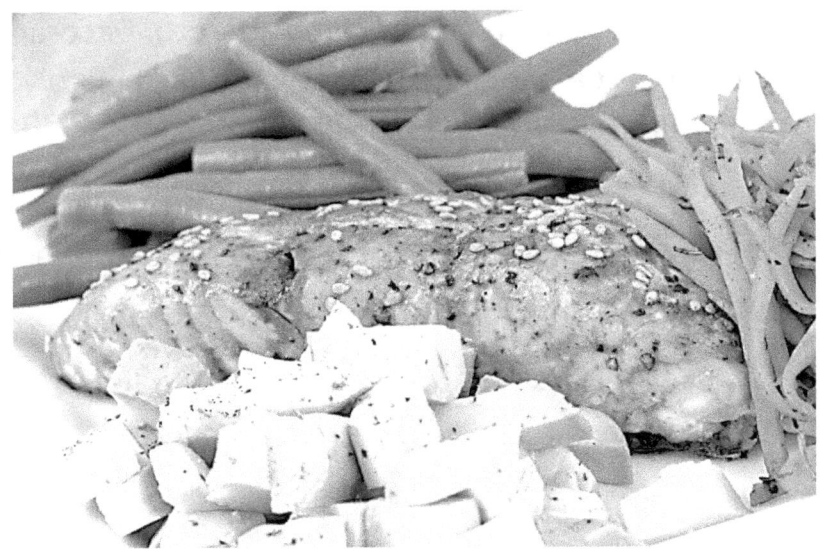

Las patatas dulces hacen de esta receta un platillo ideal para personas con diabetes tipo 2 pues están llenas de fibra y vitaminas A y C.

El salmón cuenta con numerosos beneficios para la salud. Es una muy buena fuente de proteína y es bajo en grasas saturadas, adicionalmente contiene importante **ácido graso omega-3** que promueve una excelente salud del corazón. La combinación de ácidos grasos omega-3 y grasas poli-insaturadas en el salmón mantiene la presión arterial estable y protege la salud del corazón. Diferentes investigaciones también señalan que el ácido graso omega-3 ayuda a aumentar la sensibilidad del cuerpo a la insulina en mujeres.

El salmón no sólo es rico en omega 3, su buena combinación de grasa y proteína saludable ayuda a retardar la absorción del cuerpo de hidratos de carbono, manteniendo los niveles de azúcar en la sangre en equilibrio naturalmente.

Puede acompañar este delicioso platillo con aguacate y algunos vegetales para agregarle fibra y espolvorear unas semillas de girasol.

Rinde: 4 porciones

Ingredientes

4 - 5 onzas (140 g) de filetes de salmón salvaje sin piel congelados (4 filetes)

12 onzas patatas dulces, lavada y cortada transversalmente en rebanadas

2 cucharaditas de aceite de oliva extra-virgen

1 aguacate orgánico

1/2 cucharadita de orégano seco, machacado

1 cucharada de semillas de girasol orgánico

1/2 cucharadita de comino molido

1/4 cucharadita de sal marina

1/4 cucharadita de pimienta negra molida

Aceite de oliva extra virgen en aerosol antiadherente

1 naranja mediana, pelada y picada en trozos grandes

Método de Preparación

1. Precalentar el horno a 350 grados F (176 Celsius). Descongelar el pescado (si se encuentra congelado). Enjuague el pescado y seque con toallas de papel de cocina; dejar de lado. En un tazón mediano, mezcle las rodajas de patata dulce con el aceite de oliva extra-virgen. En un tazón pequeño, mezcle el orégano, el comino, la sal marina y la pimienta negra. Espolvorear 1 cucharadita de la mezcla de orégano de manera uniforme sobre el salmón y una cucharadita de semillas de girasol si lo desea. Agregar la mezcla de orégano restante a las patatas dulces y mezclar bien.

2. Alistar 4 cuadrados de unas 18 pulgadas (45 cm) de papel de aluminio. Cubra ligeramente un lado de cada cuadrado de papel aluminio con aceite de oliva extra-virgen en aerosol antiadherente para cocinar. En el centro de cada cuadrado de papel de

aluminio, organizar una cuarta parte de las rodajas de patata dulce, ligeramente superpuestas. Cubra cada montículo de patata dulce con un filete de salmón y disponer trozos de naranja encima de salmón.

3. Para cada paquete, crear dos bordes opuestos del cuadrado de papel de aluminio y sellar con un doble pliegue. Doblar los extremos para encerrar por completo el pescado y verduras (como envueltos en un sobre de papel aluminio), dejando espacio para que salga el vapor durante la cocción. Coloque los paquetes sobre una bandeja para hornear de tamaño grande.

4. Hornear durante unos 30 a 35 minutos aproximadamente o hasta que se desmenuce fácilmente el salmón cuando se pruebe con un tenedor y cuando las batatas estén tiernas. Abrir los paquetes cuidadosamente al comprobar el punto de cocción. Transferir con cuidado el contenido de cada paquete a un plato de comida. Servir y ¡disfrutar! Puede acompañar con unos vegetales como complemento y como bebida un delicioso té verde helado.

Deliciosa y Súper Saludable Ensalada de Aguacate

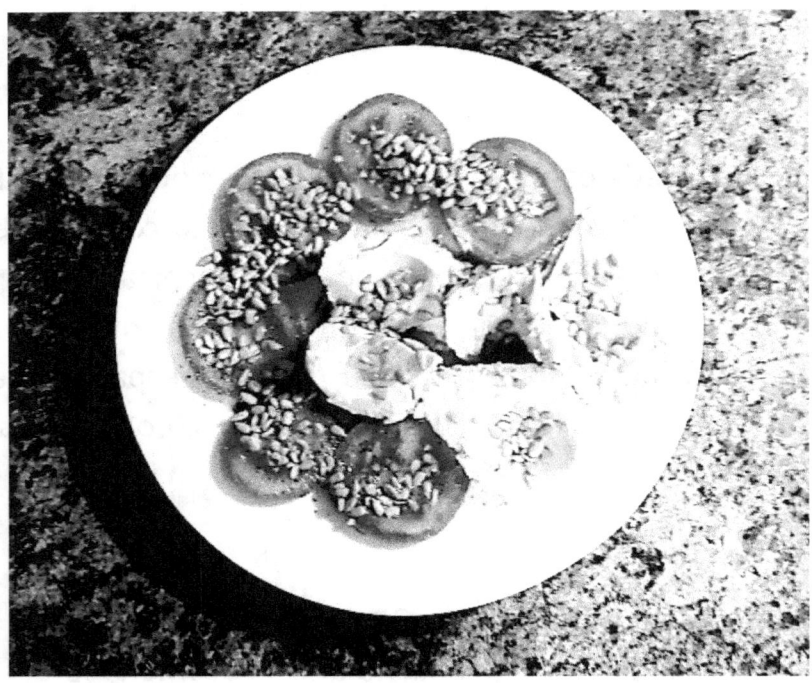

Esta sencilla pero refrescante y deliciosa receta de ensalada tiene como uno de sus ingredientes a las semillas de girasol. Estas semillas contienen importante fibra y además contienen grasas poli-insaturadas (aceites vegetales), este es el mejor tipo de grasa que podemos ingerir para combatir la diabetes de forma natural. Estas semillas están llenas de nutrientes benéficos para nuestro organismo como el zinc, vitamina E, selenio, potasio, calcio, fósforo, magnesio y cobre.

El aguacate por su parte es un maravilloso alimento natural que forma parte de los mejores <u>súper alimentos saludables</u> que podemos ingerir para recuperar nuestra salud de forma natural. Este fruto contiene grasas mono-insaturadas que promueven el control natural de la glucosa en la sangre y nos ayuda a <u>controlar el colesterol</u> de forma natural.

Los tomates son ricos en licopeno (anti-oxidante) y ricos en nutrientes que no ayudan al control natural de la diabetes como la vitamina E, vitamina C y hierro. Los tomates tienen un índice glucémico bajo.

Los tomates también reducen la presión arterial y pueden mejorar significativamente el HDL (colesterol malo), por lo que su consumo puede ayudar a reducir el riesgo de enfermedades del corazón, un problema común y grave para las personas con diabetes. Por su parte el aceite de oliva extra-virgen está lleno de ácidos grasas mono-insaturados, el tipo de grasa que ayuda a las personas con diabetes tipo 2 a reducir el azúcar en la sangre y a mejorar la sensibilidad a la insulina.

Rinde 2 porciones

Ingredientes

2 tomates orgánicos bien lavados cortados en rodajas

2 aguacates orgánicos cortados en rodajas

3 cucharadas de aceite de oliva extra-virgen

1 pizca de sal marina al gusto

3 cucharadas de semillas de girasol

Método de Preparación

Lavar muy bien los tomates y luego cortarlos en rodajas para servir alrededor del plato. Cortar unas rodajas de aguacate orgánico y servir en el plato junto con las rodajas de tomate.

Espolvorear las 3 cucharadas de semillas de girasol sobre los tomates y los aguacates y luego agregar las tres cucharadas de aceite de oliva extra-virgen sobre toda la ensalada. Servir y ¡disfrutar!

Deliciosa Receta de Ensalada Saludable de Salmon y Quinoa

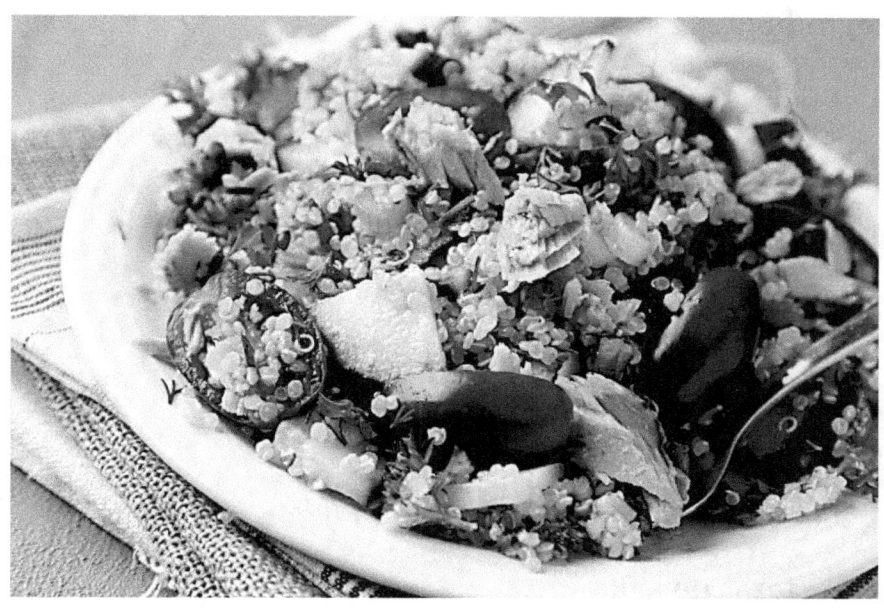

La quinoa es una excelente adición a una dieta para diabéticos. Es un grano entero con un índice glucémico bajo (no causa incrementos alterados en los niveles de glucosa en la sangre), está lleno de proteínas, fibra, vitaminas, minerales y fitoquímicos. La quinoa es una semilla de hierba y es uno de los granos más importantes en la dieta de los Andes. A pesar de ser considerado un grano, la quinoa pertenece a la familia de las quenopodiáceas al igual que las espinacas, pero se le compara con un cereal por la forma en que se come y por su composición.

Rinde: 4 porciones

Ingredientes

1 libra (450 gr) de filetes de salmón sin piel fresco

1 taza de quinoa

1 taza de agua pura

1/2 cucharadita de sal marina

1/4 cucharadita de pimienta molida negra

2 dientes de ajo orgánico, picados

1 cucharadita de cáscara de limón rallado finamente

1 1/2 tazas de agua

1/3 taza zumo de limón

2 cucharadas de aceite de oliva extra-virgen

1 taza de tomates cherry cortados a la mitad

1 taza de pepino orgánico picado

1 taza de pepino orgánico cortado en rodajas

1/2 taza de perejil fresco orgánico

1/4 taza de menta fresca

2 cebollas verdes orgánicas cortadas en finas rodajas

Método de Preparación

1. Enjuague el pescado y luego secar con toallas de papel de cocina. En una sartén grande, llevar 1 taza de agua a ebullición. Añadir el salmón en una sola capa. Cocine a fuego lento, tapado, durante unos 8 a 10 minutos aproximadamente o hasta que se desmenuce fácilmente cuando se prueba con un tenedor. Usando una espátula, transfiera cuidadosamente el salmón a un plato. Espolvorear todos los lados del salmón con 1/4 de cucharadita de sal marina y una pisca de pimienta negra molida. En un tazón pequeño, mezcle el ajo y la cáscara de limón; espolvorear uniformemente sobre uno de los lados de cada filete de pescado, presionando con los dedos. Cubra y refrigere el salmón por unas horas.

2. Prepare la quinoa aparte utilizando 1 taza y ½ de agua o tres partes de agua por una parte de grano de quinoa. Cocinar a fuego medio durante unos 15 minutos aproximadamente hasta que el grano de la quinoa se convierta transparente.

3. Mezclar el jugo de limón, la quinoa ya preparada, el aceite de oliva extra-virgen, la sal marina restante y la pimienta restante. Añadir los tomates, los corazones de alcachofa, el pepino, perejil, la menta y la cebolla verde. Revuelva para combinar. Romper el salmón en trozos utilizando un tenedor y luego mezclar suavemente junto con los demás ingredientes. Cubrir y refrigerar durante unas horas.

4. Para servir, divida la mezcla de salmón y quinoa en cuatro platos de servir. Rinde 4 porciones (alrededor de 1-1 / 2 taza).

Deliciosa Receta de Salmon y Pasta Integral

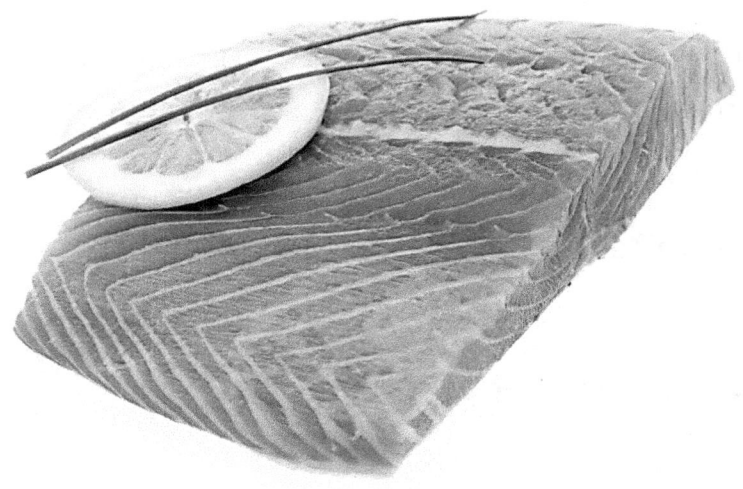

Rinde: 4 porciones

Ingredientes

1 libra de filetes sin piel de salmón fresco o congelado, cortado en 4 trozos

2 pimientos dulces amarillos y / o verdes medianos, cortadas en trozos de 1 pulgada o 2.5 cm

8 onzas de tomates cherry cortados a la mitad (1-1 / 2 tazas)

2 cucharadas de aceite de oliva extra-virgen

1 cucharada de romero fresco cortado con tijeras

1/4 cucharadita de sal marina

1/4 cucharadita de pimienta recién molida negra

6 onzas (170 g) de pasta de grano entero (como linguini, fettucine, o penne) – (opcional)

2 cucharadas de vino blanco seco (el vino ayuda a controlar los triglicéridos)

2 cucharadas de vinagre balsámico

1/3 taza albahaca fresca

Método de Preparación

1. Descongelar el salmón si este se encuentra congelado. Enjuagar el salmón y luego secar con toallas de papel de cocina. Dejar de lado. Precalentar el horno a 425 grados F (218 Celsius). En un molde refractario para hornear mediano combinar el pimiento y el tomate. Rociar con aceite de oliva extra-virgen y espolvorear con la mitad del romero, la sal marina y la pimienta negra. Revuelva para cubrir. Asar, sin tapar, durante 20 minutos.

2. Mientras tanto cocinar la pasta según las instrucciones del paquete; escurrir y mantener caliente (opcional).

3. Retire la sartén del horno. Agitar el vino y el vinagre balsámico en la mezcla de vegetales. Agregar los trozos de salmón a la sartén y volver a cubrir con la mezcla de vino. Volver a poner al horno y asar unos 10 minutos más aproximadamente o hasta que el salmón se deshaga fácilmente cuando se pruebe con un tenedor.

4. Para servir, pasta brecha entre las cuatro placas. Coloque sobre la pasta la mezcla de verduras y espolvorear con la albahaca. Colocar el salmón en las verduras y espolvorear con el romero restante.

Salmón al Horno con Espinacas

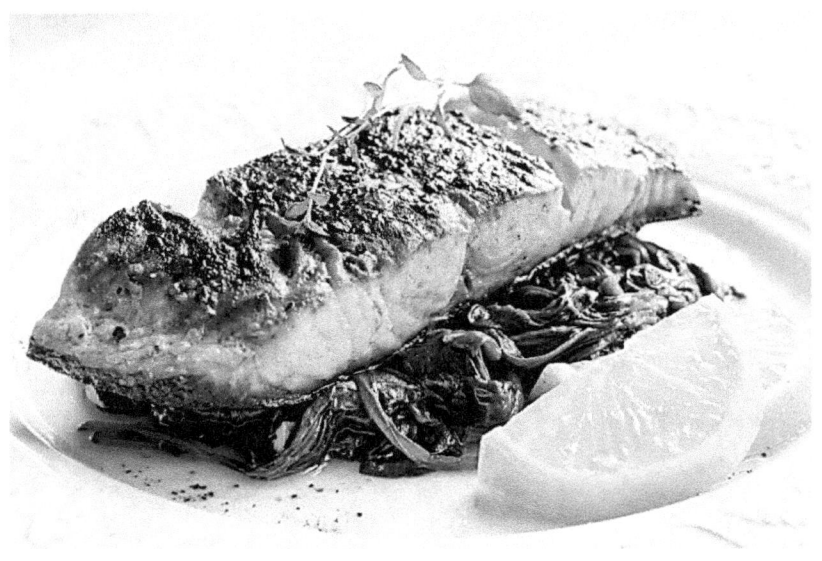

Tiempo total de preparación: 25 Min

Rinde 4 porciones

Ingredientes

4 filetes de salmón salvaje de 1 pulgada (2.4 cm) de grosor aproximadamente

Sal marina y pimienta negra molida al gusto

1 cucharada de aceite de oliva extra-virgen

1 diente de ajo orgánico cortado en rodajas finas

1 taza de espinaca orgánica bien lavada

2 cucharaditas de zumo de limón fresco

4 limones orgánicos cortados en finas rodajas

Método de Preparación

1. Precalentar el horno a 400 ° F (204 ° C)

2. Colocar el salmón en un plato para hornear. Sazonar bien con la sal marina y con la pimienta negra molida.

3. Hornear por unos 10 a 15 minutos aproximadamente.

4. Calentar el aceite de oliva extra virgen junto con el ajo en una sartén a fuego lento.

5. Agregar las espinacas en húmedo y, usando pinzas, mezclar y cocinar hasta que se ablande la espinaca.

6. Agregue el zumo de limón.

7. Servir el salmón encima de las espinacas.

8. Decorar cada plato con unas rodajas de limón.

Salmón a la Plancha y Ensalada Niçoise

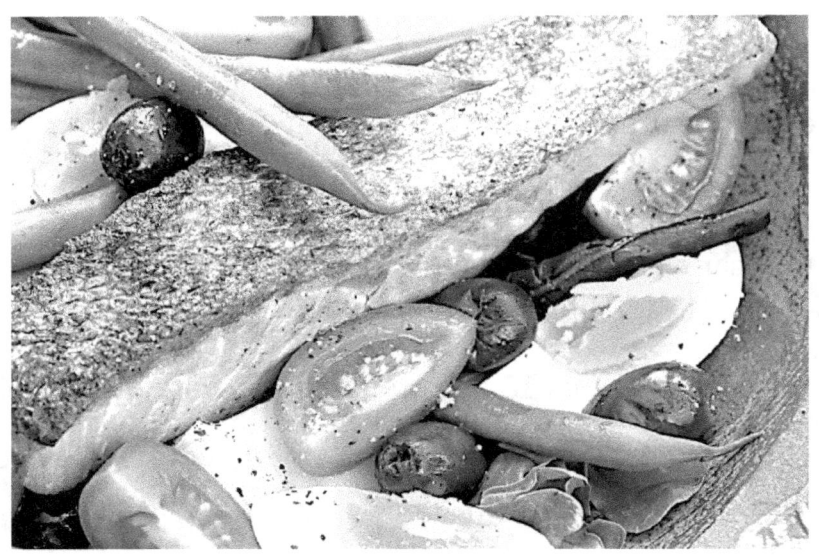

Rinde: 6 porciones

Ingredientes

6 filetes de salmón salvaje fresco o congelado

8 papas orgánicas cortadas en cubos

1/4 taza de perejil fresco orgánico, picado

1/4 taza de aceitunas negras, sin hueso

1/2 cebolla orgánica, en rebanadas delgadas

1 taza de atún fresco en agua

150 gramos de judías verdes o ejotes frescos, sin puntas blanqueados

225 gramos de lechugas mixtas orgánicas

1 taza de vinagreta de limón

3 huevos cocidos, pelados y cuarteados

3 tomates orgánicos cortados en rebanadas delgadas

1 cucharada de alcaparras

4 filetes de anchoa

Método de Preparación

1. Descongelar el salón si este se encuentra congelado. Enjuagar el salmón y luego secar con toallas de papel de cocina. Dejar de lado. Pelar una tira alrededor del centro de cada papa. En una cacerola grande cubierta, cocinar las patatas en suficiente agua hirviendo ligeramente salada y cubrir durante unos 10 minutos aproximadamente. Añadir las judías verdes. Volver al punto de ebullición; reducir el calor. Tapar y cocer a fuego lento por unos 5 minutos más aproximadamente o hasta que las papas y frijoles estén tiernos. Desagüe. Enjuague con agua fría para enfriar rápidamente; volver a escurrir. Dejar de lado.

2. Mientras tanto, espolvorear los filetes de salmón con limón y pimienta negra molida como condimento. Aplique una capa ligera de aceite de oliva extra-virgen en aerosol a ambos lados de los filetes.

3. Colocar los filetes de salmón en el estante de una parrilla al descubierto directamente sobre las brasas a fuego medio. Cocinar durante unos 4 a 6 minutos aproximadamente de acuerdo al espesor de cada filete (hasta que el pescado se desmenuce fácilmente cuando se pinche con un tenedor), dándoles vuelta una vez a la mitad de la cocción. Reducir el fuego a medio. Coloque los filetes de salmón en la rejilla de la parrilla, tapar terminar la cocción. Cortar el salmón en trozos de tamaño para servir.

4. Alistar seis platos con la ensalada nicoice. Organizar salmón, patatas, judías verdes (ejotes), tomates, cebolletas, huevos y aceitunas para la ensalada. Rociar con la vinagreta de limón. Servir y ¡disfrutar!

Deliciosa y Saludable Sopa de Lentejas y Verduras

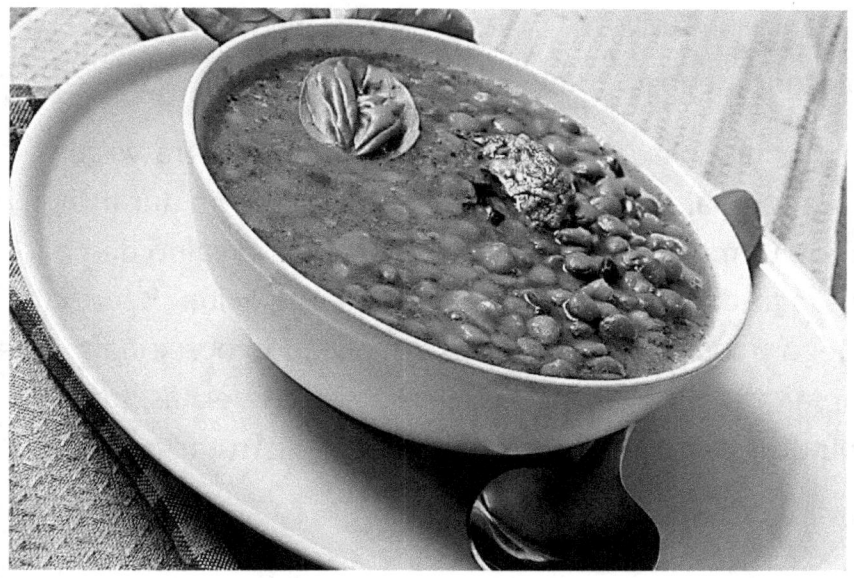

Rinde 4 porciones

Ingredientes

1 cebolla grande cortada en cubitos

2 dientes de ajo picado

Aceite de oliva extra-virgen en aerosol

5 tazas de caldo vegetal o caldo de pollo de bajo contenido de sodio

1 zanahoria orgánica cortada en rodajas

¾ taza de lentejas orgánicas enjuagadas

1 taza y ½ de tomate orgánico picado

1 manojo de col rizada bien lavada y picada en trozos grandes

Método de Preparación

Rociar una olla grande con aceite de oliva extra-virgen para cocinar y luego sofreír la cebolla y el ajo durante unos 10 minutos a fuego medio. Añadir el caldo de pollo y los ingredientes restantes y llevar a ebullición. Reduzca el fuego y cocine a fuego lento, revolviendo ocasionalmente. Sirva tan pronto como las lentejas estén tiernas, unos 30 minutos aproximadamente. Servir y ¡disfrutar!

Deliciosa y Saludable Ensalada de Brócoli con Nueces

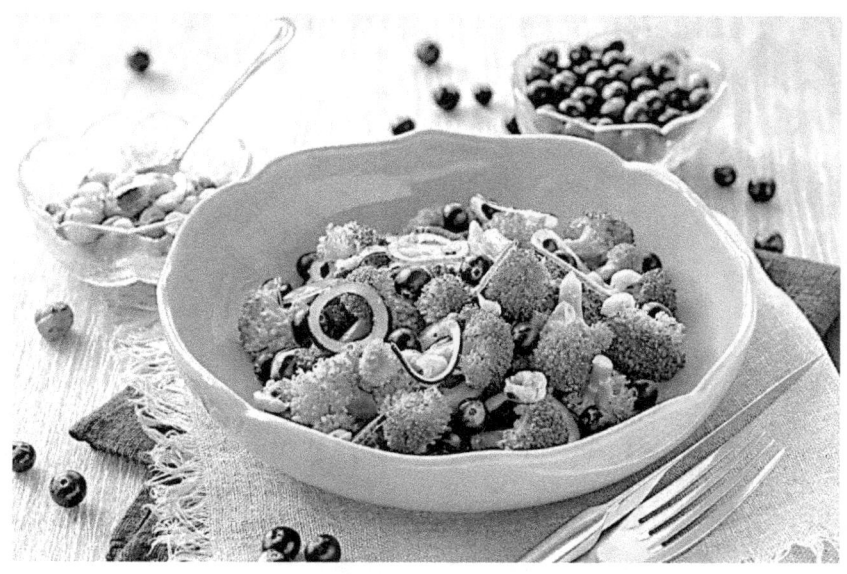

El consumo de arándanos rojos con alto contenido de fibra ayuda a regular los niveles de glucosa en la sangre y a controlar los picos de azúcar. Los arándanos rojos son una maravillosa fuente de nutrientes como calcio, vitamina C, potasio, hierro y colágeno.

Por otra parte, esta saludable receta contiene cebolla que de acuerdo a un estudio realizado por la Universidad de Geriza en Sudan, su consumo puede ayudar a reducir los niveles de glucosa en la sangre en personas con diabetes tipo 1 y 2. Las cebollas son ricas en azufre y flavonoides.

Diferentes estudios demuestran que las personas que comen nueces regularmente tienen tasas más bajas de enfermedades del corazón que las personas que no las consumen. (Las personas con diabetes tienen un mayor riesgo de enfermedades del corazón).

Ingredientes

2 cucharadas de vinagre de vino tinto

2 tazas de floretes de brócoli orgánico al vapor

½ taza de arándanos rojos

¼ de taza de cebolla morada orgánica bien picada

¼ de taza de nueces

1 cucharada de aceite de oliva extra-virgen

Método de Preparación

1. En un bol de tamaño grande mezclar bien todos los ingredientes

2. Refrigerar en la nevera por una hora aproximadamente y luego servir y ¡disfrutar!

Deliciosa y Saludable Ensalada de Espinacas

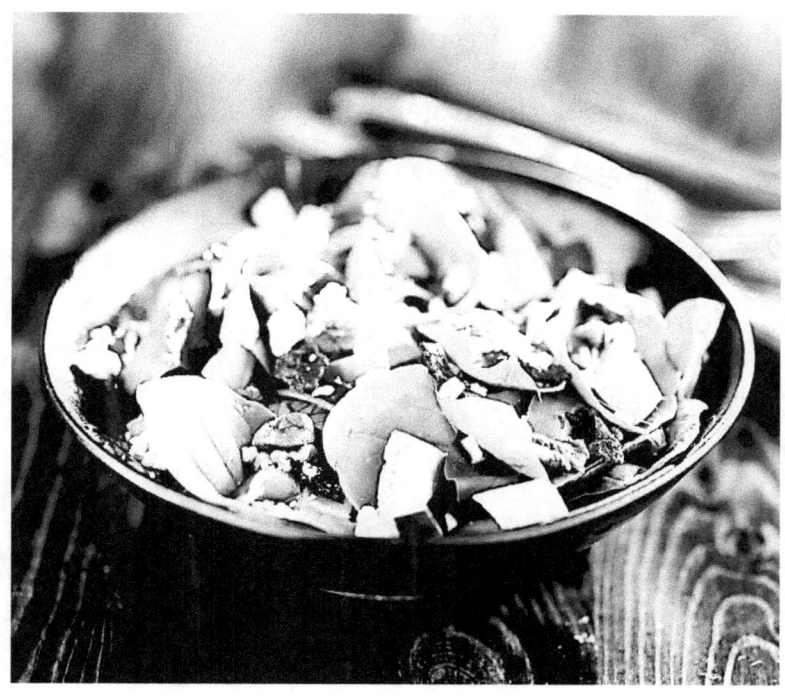

La Asociación Norte-Americana de la Diabetes se refiere a la espinaca como un súper alimento y es un vegetal de hoja verde que sin duda debe incluirse regularmente en una dieta para revertir y para prevenir la diabetes. Esta es una verdura sin almidón que además es rica en vitaminas, minerales y fitoquímicos. La espinaca posee un índice glucémico bajo, lo que significa que comerla le ayudará a apoyar los niveles saludables de glucosa en la sangre y mantenerlos estables.

Ingredientes

6 tazas de hojas de espinaca bebé orgánica

2 dientes de ajo orgánico picados

1/4 taza de cebolla roja orgánica rebanada

1 aguacate orgánico cortado en cubos

1/4 cucharadita de pimienta negra molida

½ taza de nueces

1/8 cucharadita de sal marina

1 1/2 cucharada de aceite de oliva extra-virgen

1 cucharada de vinagre de vino blanco

1/2 cucharadita de mostaza Dijon

Método de Preparación

1. Combine todos los ingredientes, excepto la cebolla y las espinacas en un recipiente grande, mientras se agita bien con un batidor.

2. Añadir las espinacas 6 tazas y cebolla roja.

3. Mezcle para cubrir.

Deliciosa Refrescante y Saludable Ensalada de Pepino

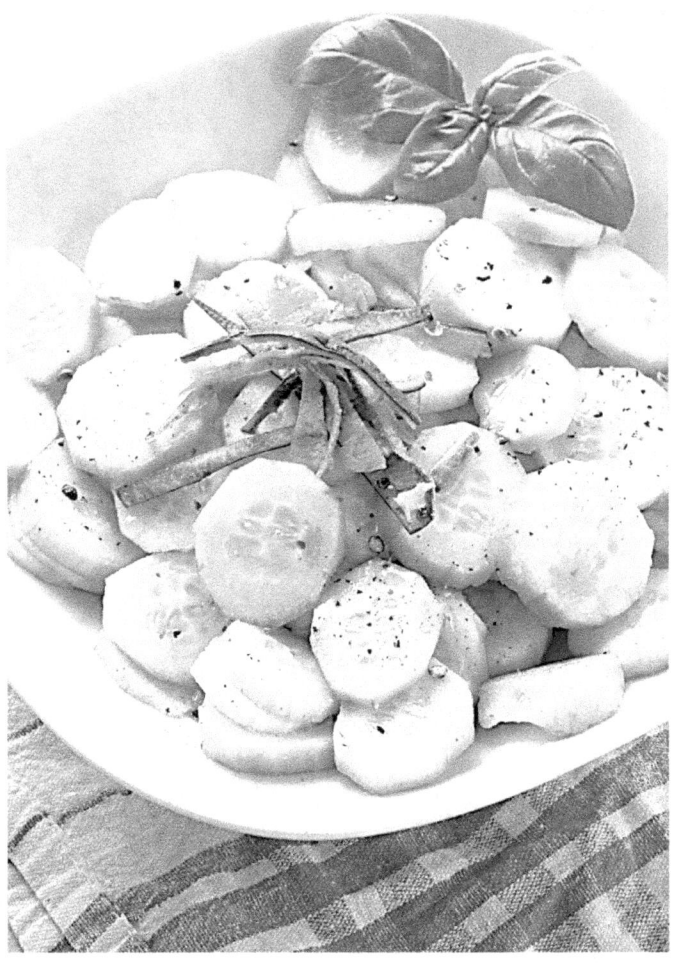

(Rinde 4 porciones de aproximadamente 1 taza cada una)

Ingredientes

1 pepino grande orgánico o 2 pepinos medianos

2 cucharadas de semillas de sésamo tostadas

1/4 cucharadita de stevia líquida

1/4 cucharadita de sal marina

1/4 taza de vinagre de arroz

Método de Preparación

1. Pelar los pepinos y cortar en rodajas.

2. En un tazón mediano mezclar con un poco de sal marina, vinagre de arroz y la stevia liquida y luego espolvorear con semillas de sésamo. Mezclar bien y servir de inmediato.

Deliciosa Receta de Tacos de Salmón

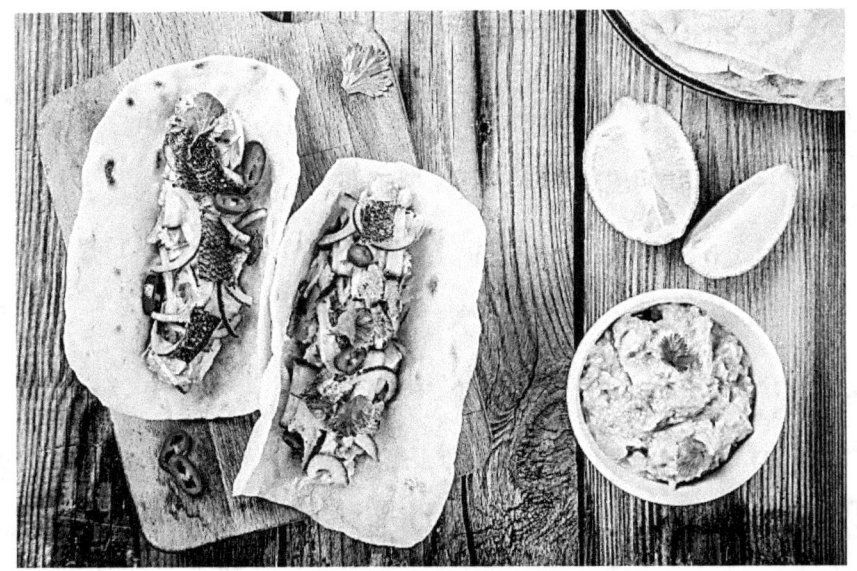

Rinde: 4 porciones

Tamaño de la porción: 2 tacos

Ingredientes

400 gramos de salmón cocinado desmenuzado (1 o 2 filetes de salmón)

1 cucharada de jugo de limón

8 tortillas de maíz de unas 6 pulgadas de diámetro o 15 cm

1 aguacate orgánico, 1 cebolla roja orgánica picada, 1 tomate orgánico cortado en cubitos, zumo de limón (para el guacamole)

1 taza de mezcla de ensalada de col y zanahoria orgánica rayadas

1/2 taza de rodajas finas de pimiento rojo orgánico

Crema agria (ver receta a continuación)

Un manojo de cilantro fresco orgánico

Unas rodajas de limón orgánico

Método de Preparación

1. En un tazón pequeño, combine el salmón y el jugo de limón hasta que se mezclen bien.

2. Coloque dos tortillas en cada uno de los cuatro platos de servir. La mitad superior de cada tortilla con la mezcla de col y zanahoria rayadas, pimiento dulce, y la mezcla de salmón. Doblar la mitad restante de cada tortilla sobre la mezcla de salmón para formar un taco. Cubra cada taco con un poco de crema agria. Espolvorear con el cilantro cortado con tijeras y servir con rodajas de limón.

Receta de Crema Agria

Ingredientes

1/3 taza de crema agria baja en grasa

1 cucharada de cilantro fresco cortado con tijeras

1 cucharada de jugo de limón

1/8 cucharadita de sal marina

1/8 cucharadita de chile en polvo

Para preparar el guacamole:

En un mortero o recipiente pequeño mezclar bien el aguacate moliéndolo lentamente junto con los otros ingredientes, cubos de tomate, cebolla picada, una pizca de sal marina y un poco de zumo de limón.

Método de Preparación

En un tazón pequeño, mezcle la crema agria, cilantro, jugo de limón, la sal marina y la pimienta de chile o chile en polvo. Puede acompañar los tacos con un poco de guacamole.

Deliciosa Receta de Sopa de Brócoli Zanahoria

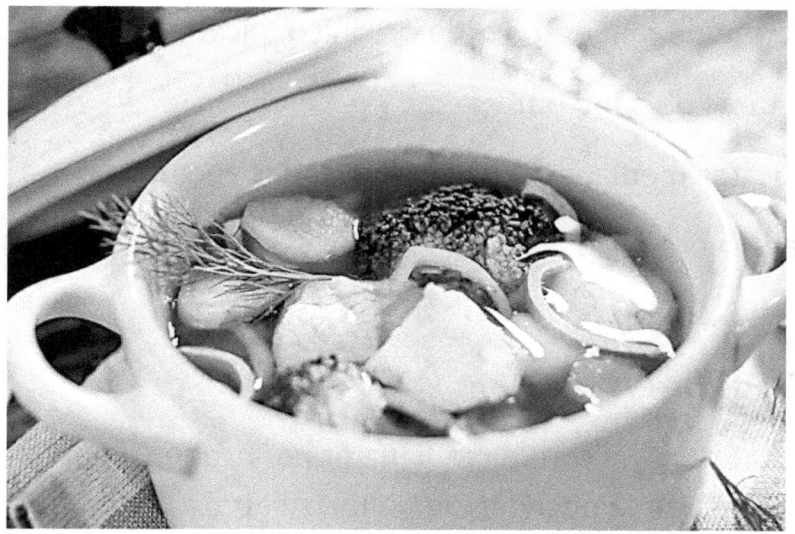

Número de Porciones: 4

Ingredientes

1 pechuga de pollo, sin hueso, sin piel

1 taza de brócoli orgánico picado

1 taza de zanahorias orgánicas, picadas

1 cebolla orgánica pequeña, picada

2 dientes de ajo orgánicos

1 pizca de pimienta negra molida

1 pizca de sal marina

1/2 cucharadita de semillas de comino

1/2 cucharadita de cilantro

1/2 taza de pimiento verde orgánico, picado

3-4 tazas de agua pura

2 patatas medianas orgánicas cortadas en cubos

Cilantro orgánico al gusto

Método de Preparación

1. En una cacerola mediana poner el agua a hervir, añadir la pechuga de pollo, la cebolla, el ajo, pimiento, pimienta, sal marina, el cilantro y el comino.

2. Hervir hasta que el pollo este cocinado.

3. Sacar la pechuga de pollo y cortar en cubos y luego añadir el brócoli, las zanahorias y las patatas.

4. Deje que las verduras y las patatas se cocinen y cuando esté listo servir en un bol como plato principal o en una taza como aperitivo antes del almuerzo o cena. Esta es una deliciosa y sencilla

receta súper saludable para disfrutar durante cualquier momento del día.

Deliciosa y Saludable Sopa de Setas o Champiñón

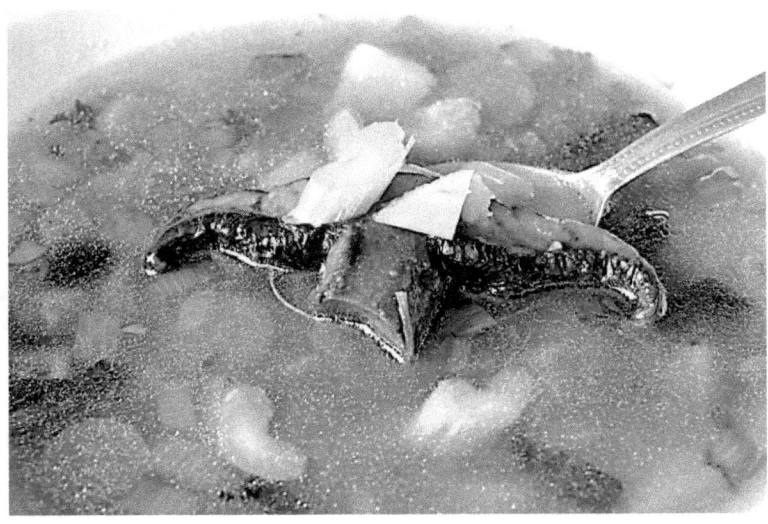

Estudios publicados por el diario "Nutrition Research" en los Estados Unidos revelan que el consumo de setas o champiñones puede **reducir los niveles de colesterol,** así como controlar los picos en los niveles de azúcar en la sangre de forma natural. Desde la antigüedad, los chinos y los japoneses han utilizado este **alimento rico en nutrientes** con fines medicinales naturales. Su consumo nos ayuda a fortalecer el sistema inmune y contienen fibra que nos ayuda mejorar nuestra función digestiva. Los niveles de hidratos de carbono de las setas o champiñones son muy bajos lo que los convierte en un alimento ideal para una dieta diabética.

Rinde: 4 porciones (tamaño de la porción: 1 taza)

Ingredientes

1 cucharada de aceite de oliva extra-virgen

2 tapas de setas o champiñones portobello, cortados en rodajas y reducidos a la 1/2

3/4 taza de cebolla orgánica verde picada

1 zanahoria orgánica cortada en trozos

1 papa orgánica cocida partida en trozos

2 tazas de caldo de pollo bajo en sodio sin grasa

1/2 cucharadita de sal marina

1/4 cucharadita de pimienta negra molida

1/2 taza de crema agria baja en grasa

1 taza de apio orgánico cortado en trozos

Método de Preparación

1. Agregue en una olla de cocina de tamaño grande el caldo de pollo, los champiñones o setas y cocine, revolviendo constantemente, de 3 a 5 minutos o hasta que estén tiernos. Agregue las cebollas

verdes, la zanahoria, la papa y el apio cortado en trozos, y cocine por 2 minutos.

2. Agregar la sal marina y la pimienta en un tazón mediano y mezclar bien con las setas o champiñones revolviendo bien para combinar. Llevar a ebullición y cocine, sin tapar, a 1 minuto. Retírelo del calor. Agregar un poco de agua pura si es necesario.

3. Combine la crema agria revolviendo hasta que esté bien mezclado. Revuelva en la mezcla de champiñones y cocine, sin tapar, a fuego lento, revolviendo con frecuencia, por unos 12 minutos o hasta que esté bien caliente.

Deliciosa y Saludable Ensalada de Salmón y Pepino

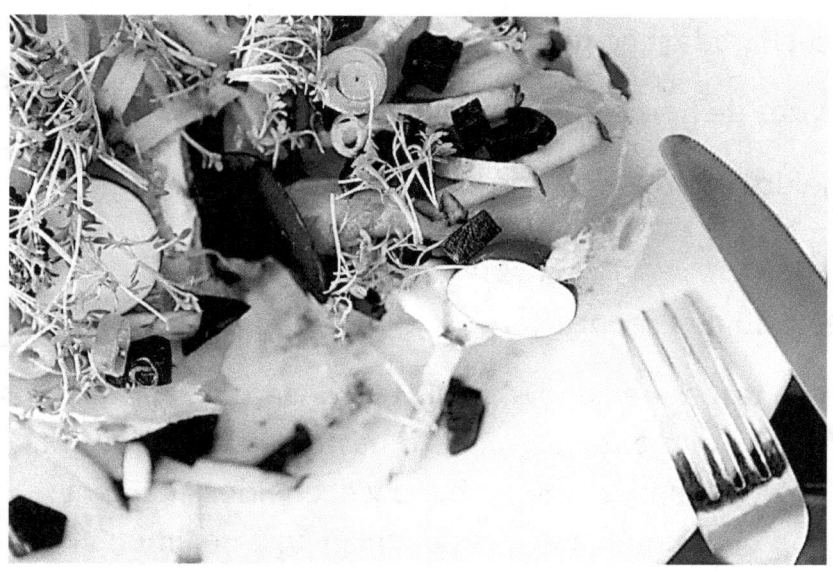

Ingredientes

1 filete de salmón salvaje pre-cocido cortado en trozos

2 cucharadas de vinagre de vino tinto

1 remolacha orgánica cortada en rodajas

Sal marina y pimienta negra molida al gusto

1/4 taza de pepino cortado en pequeñas tiras, pelado y sin semillas

3 cucharadas de apio orgánico en rodajas finas

1 taza de rábano orgánico en rodajas finas

1 cucharada de eneldo fresco picado

3 cucharadas de aceite de oliva extra-virgen

1 cucharada jugo de limón

3 tazas de hojas verdes para ensalada

Eneldo fresco para adornar

Método de Preparación

En un tazón mediano, combine el vinagre de vino tinto, sal marina y pimienta negra. Batir hasta que quede suave. Mezcle el pepino, apio, rábano y el eneldo. Añadir la mitad del salmón a la mezcla con el jugo de limón y el aceite de oliva, mezcle suavemente para combinar. Acomode una cama de ensalada de hojas verdes en cada plato y luego servir encima la mezcla de pepino y salmón. Cubra con el resto de salmón y eneldo fresco para adornar.

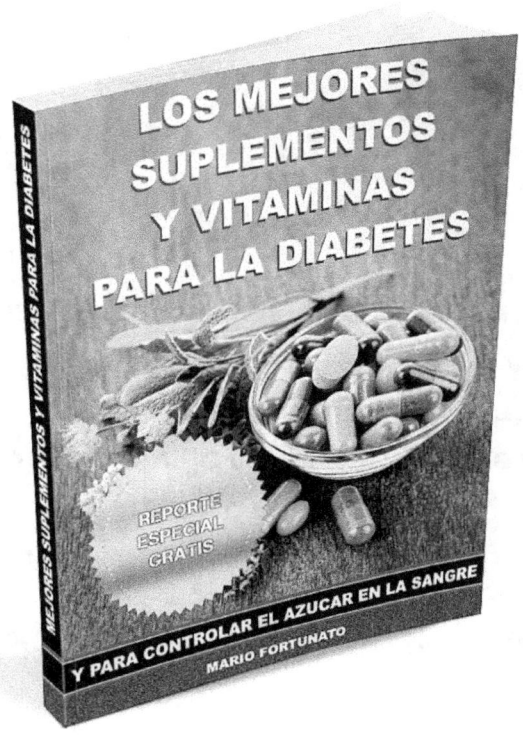

Quiero darle las gracias por adquirir este libro para su salud, como muestra de mi aprecio,

Obtenga ahora **Completamente Gratis** este **REPORTE ESPECIAL** con

Los Mejores Suplementos y Vitaminas Para La Diabetes

y Para Controlar el Azúcar en la Sangre + <u>VIDEO GRATIS</u>, visitando esta página:

http://tinyurl.com/suplementos-diabetes

Amiga y amigo lector, quiero pedirle tan solo un favor, si el contenido de este libro ha sido de su agrado y si siente que este le ha aportado algo positivo a su salud, por favor no olvide escribir una opinión favorable visitando esta página:

http://tinyurl.com/opinion-libro-diabetes

Esto ayudará a que otras personas encuentren el libro y se beneficien de su contenido. Esto tan solo le tomará un minuto de su tiempo y significa mucho para mí como autor, nuevamente ¡GRACIAS!, ¡Por su salud!

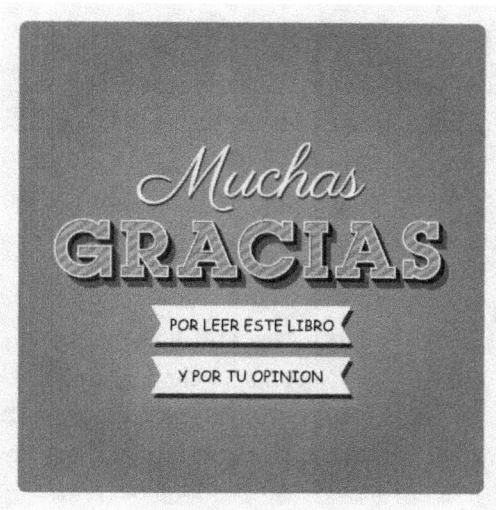